Christian Flèche
Jean-Jacques Lagardet

El instante de la sanación

El plan quemagrasas y de control de síntomas hormonales desarrollado por médicos y probado por pacientes

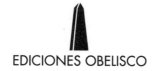

EDICIONES OBELISCO

Si este libro le ha interesado y desea que le mantengamos informado de nuestras publicaciones, escríbanos indicándonos qué temas son de su interés (Astrología, Autoayuda, Ciencias Ocultas, Artes Marciales, Naturismo, Espiritualidad, Tradición…) y gustosamente le complaceremos.
Puede consultar nuestro catálogo en www.edicionesobelisco.com

Colección Salud y Vida natural
El instante de la sanación
Christian Flèche y Jean-Jacques Lagardet

1.ª edición: junio de 2024

Título original: *L'instant de la guérison*

Traducción: *Susana Cantero*
Maquetación: *Marga Benavides*
Corrección: *Sara Moreno*
Diseño de cubierta: *Enrique Iborra*

© 2004, Le Souffle d'Or
Cesión de derechos negociada a través de Abiali Afidi Ag.
(Reservados todos los derechos)
© 2024, Ediciones Obelisco, S. L.
(Reservados los derechos para la presente edición)

Edita: Ediciones Obelisco, S. L.
Collita, 23-25 Pol. Ind. Molí de la Bastida
08191 Rubí - Barcelona - España
Tel. 93 309 85 25
E-mail: info@edicionesobelisco.com

ISBN: 978-84-1172-167-7
DL B 10273-2024

Impreso en España en los talleres gráficos de Romanyà/Valls, S. A.
Verdaguer, 1 - 08786 Capellades (Barcelona)

Printed in Spain

Reservados todos los derechos. Ninguna parte de esta publicación, incluido el diseño de la cubierta, puede ser reproducida, almacenada, transmitida o utilizada en manera alguna por ningún medio, ya sea electrónico, químico, mecánico, óptico, de grabación o electrográfico, sin el previo consentimiento por escrito del editor. Diríjase a CEDRO (Centro Español de Derechos Reprográficos, www.cedro.org) si necesita fotocopiar o escanear algún fragmento de esta obra.

Este libro es un presente para los que gozan de buena salud (importantísimos), los exenfermos y los futuros exenfermos.

AGRADECIMIENTOS

A Francesco Basile, Yves Michel, Philippe Peterson, Marie-Noëlle Brouta, Pike, Gérard, Anne-Luce, Marion y tantos otros, amigos de cerca o de lejos…

PREFACIO

Salomon Sellam

El libro que tienes en las manos no es exactamente como los demás. Desde hace varios años, numerosos escritos vienen exponiendo la descodificación biológica en función de la sensibilidad de cada uno de los autores, los cuales relatan principalmente sus experiencias clínicas y sus reflexiones teóricas, y esto representaba un inicio –¡obligatorio!– para la difusión de esta nueva manera de ver la enfermedad o el trastorno del comportamiento. Por eso mismo, hemos recogido testimonios de mejoría, incluso de sanación «textual» cuando el caso presentado «hablaba» a una lectora o a un lector.

Con esta nueva obra, Christian Flèche y Jean-Jacques Lagardet rebasan un límite más. Van más allá en esa reflexión que les ronda por la cabeza a todas las personas interesadas por el tema de la sanación. Nos convidan a una suerte de viaje al interior de nuestro funcionamiento biológico inconsciente, reconstituyendo un recorrido posible que va desde el ingreso en la enfermedad hasta la salida de ella, calificada como mejoría en un primer momento y como sanación después. Para ello, una sinfonía interpretada por un único instrumento musical, el acordeón, y palabras escritas en cinco capítulos.

La música: El sonido del acordeón

Después de la consulta, es importante que una persona que solicita nuestra ayuda se quede al menos con una imagen fuerte que le permita tomarla como referente. Por eso, esta soberbia metáfora del acordeón se convierte en un hallazgo terapéutico y diagnóstico. Un único despliegue del fuelle y ahí está toda nuestra vida visualizada en un instante, con palabras que, en su desarrollo, se ajustan a nuestra melodía interior. A nosotros nos corresponde leerlas, entre los fuelles e igualmente por abajo, por encima, por los lados y todo alrededor, aunque no las veamos conscientemente con los ojos.

Las palabras

Los capítulos están abundantemente ilustrados con ejemplos concretos, detallados, y contribuyen en gran medida a la instalación de una serie de reflexiones generales que le rondan por el cerebro a toda persona que se roce de cerca o de lejos con la enfermedad o el trastorno del comportamiento. «¿Cómo he llegado yo a este estado?, ¿cómo puedo salir de él?» son las principales preguntas, abordadas aquí con humor y competencia. Encontrarás, asimismo, numerosos hallazgos prácticos y teóricos. Éstos les servirán tanto a los terapeutas como a los particulares.

Los compañeros

Para terminar, quisiera renovar toda mi confianza y mi amistad a estos dos compañeros.

A Christian Flèche primero, por su desbordante humanismo y su continua búsqueda con el fin de ayudar al otro. He tenido ocasión de impartir cursos con él. Le caracteriza un gran respeto, en su práctica y en sus intercambios verbales. Es un ejemplo para cualquier formador.

A Jean-Jacques Lagardet, a quien voy aprendiendo a conocer cada vez más. Sus numerosas cualidades como terapeuta, investigador y docente merecen mostrarse a plena luz. Pocas personas lo saben, pero él está en el origen de numerosas ideas de las que circulan en el ámbito de la descodificación biológica. De desbordante –y muchas veces pertinente– finura terapéutica, consigna por fin una parte de sus hallazgos en este libro que, así lo pienso y lo espero con intensidad, dará pie a otros. Gracias a ambos.

Te deseo buena lectura.

PRÓLOGO

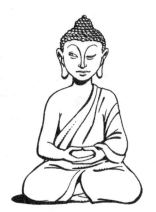

No creas una cosa simplemente de oídas.
No creas en la fe de las tradiciones porque se las honre desde hace numerosas generaciones.
No creas una cosa porque la opinión general la tenga por cierta o porque la gente hable mucho de ella.
No creas una cosa por el testimonio de uno u otro de los sabios de la antigüedad.
No creas una cosa porque estén a su favor las probabilidades o porque un largo acostumbramiento te incline a tenerla por cierta.
No creas lo que te has imaginado tú, pensando que te lo había revelado una Potencia superior.
No creas nada por la sola autoridad de tus maestros o de los sacerdotes.
Tan sólo lo que tú hayas sufrido, experimentado y reconocido como cierto tú mismo, y lo que esté conforme a tu bien y al de los demás, eso sí, créelo y ajusta a ello tu conducta.

Buda Anguttara Nikaya

Hemos modificado las palabras del Buda. Te proponemos:
«Escúchame, pero no me creas, ¡no me creas bajo ningún concepto! Si lo aceptas, ¡experiméntalo tú mismo!».
Para nosotros, en cierta manera, el objetivo de la vida –uno de sus objetivos– es vivir la vida, *experimentarla*; es ser, ser cada vez más. No-

sotros, los vivos, creamos y experimentamos comportamientos, variamos en esto, a través de esto, gracias a esto y por o para esto.

Si rechazas las experiencias, si ya no quieres evolucionar más, ¡estás bloqueado! Aquello que deja de evolucionar se encamina hacia la muerte…

Te invitamos a experimentar, a evolucionar, a soltar, a ser… si tú lo aceptas, si te parece acertado, ¡si es bueno para ti!

INTRODUCCIÓN

¿Qué es el cambio?

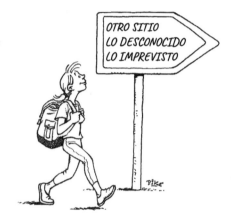

¿Cuáles son las características de ese instante preciso, de ese punto de inflexión? ¡Hay un antes, hay un después, y ya nada volverá jamás a ser como antes!

Eso lo conocemos todos. La mayoría de las veces, *eso* nos atrapa, *eso* se produce por casualidad, sin que nosotros elijamos ni decidamos nada de nada. Por consiguiente, nos convertimos en objetos del destino, en esclavos de nuestro inconsciente.

Pero ¿qué es lo que nos hace movernos? Con mucha frecuencia, el cambio se debe a un *shock,* trágico o maravilloso, pero imprevisto. Ese *shock* rompe la rutina de lo cotidiano.

Así que, ¿queremos continuar como sujetos pasivos sin ser invitados a las deliberaciones...? ¿Tengo que esperar a que el azar buenamente lo quiera para convertirme por fin realmente en mí, sabiéndome yo y viviendo con mi propia vida?

El plan de este libro

El diagnóstico del problema a veces forma parte del tratamiento

El primer capítulo trata específicamente del **tránsito hacia la enfermedad,** del «Bio-shock», de sus leyes y de sus principios. El conocerlos participa en la sanación, ya sea por una toma de conciencia o por una opción elegida de focalizar el cambio hacia tal o tal otro evento, como por ejemplo trabajar sobre la historia de los antepasados mejor que sobre nuestra experiencia vivida reciente.

En ellos encontraremos los diferentes criterios del ingreso en la enfermedad: el *shock,* el resentir[1] y la coherencia del síntoma, por citar solamente algunos. No todos estos criterios están presentes en todas las afecciones; el identificarlos te permitirá tratarlos.

El estilo refleja voluntariamente el de un paseante que va explorando el inconsciente como quien explora un paisaje y observa tal y después tal otro mecanismo en acción, como un claro de bosque encajado entre colina y río, en el que se suceden bosque oscuro y manantial secreto. Hemos elegido, así, presentarte nuestras observaciones de la manera más completa posible, sin esquematizar. De vez en cuando, verás unos párrafos titulados «Protocolo» –señalados con estrellas ✶–, que se dirigen de manera más específica a los terapeutas.

El tránsito hacia la sanación tiene leyes generales y principios múltiples

Hemos consignado en el segundo capítulo lo que hemos podido constatar con ocasión de nuestras consultas de «Bío-descodificación». Este capítulo contiene el fruto de las experiencias que hemos recogido hasta el día de hoy, para responder a la pregunta: «¿Qué es lo que permite sanar?».

Al igual que un operario frente a un mueble, tú vas a poder abrir sucesivamente múltiples cajones y hacer que salga a la luz eso que has constatado a veces sin poder darle nombre. Este capítulo es el reflejo de un proceso de terapia, de cambio. Pasamos rápidamente de un tema a otro, como es el caso en toda conversación. **Su hilo rara vez es rectilíneo.** ¡El encuentro con el inconsciente se parece más a un ideograma chino o a una figura heurística que a una frase lógica y rectilínea!

---

1. Mantengo el término *resentir* como sustantivo (y en algunas ocasiones conjugado como verbo) porque es un concepto acuñado y específico de la descodificación biológica de las enfermedades. *(N. de la T.)*

Dentro de esos cajones, libremente, tú vas a poder descubrir y reconocer múltiples *herramientas para sanar*. El único vínculo que hay entre esas herramientas está en su función: permitir el cambio.

¡Lo que te sana es la relación con el terapeuta!

El tercer capítulo versa sobre un punto particular del cambio, ya que ¡se trata del terapeuta! En efecto, constatamos que con frecuencia la actitud del **terapeuta**[2] forma parte de la alquimia que permite el tránsito hacia la sanación. En esta obra, orientada hacia el cambio y la evolución, nos ha parecido indispensable dedicar un sitio a la relación paciente-terapeuta, con el fin de comprender y de utilizar mejor esos mecanismos que ayudan a la evolución del paciente.

Modelos

En el cuarto capítulo, rendimos homenaje a algunos **terapeutas** fuera de lo común, tales como los señores Groddeck, Erickson o Rossi, cuyo estudio muchas veces nos permite ganar tiempo para alcanzar nuestra meta. Cada uno de ellos tenía su propia estructura de trabajo en terapia y sus protocolos orientados hacia la sanación; también sus creencias. Este capítulo da algunas claves para continuar avanzando hacia nuestro objetivo.

Un zoom sobre el punto de inflexión de la sanación

Y finalmente, el quinto capítulo trata en detalle el muy preciso instante del tránsito hacia la sanación: la CLÉ, o *Conexión, Liberación, Fascinación*.[3] Ese punto de inflexión es un motor de 4 tiempos, una me-

---

2. Utilizaremos el término «terapeuta» por razones de comodidad. Es evidente que, en realidad, se trata de cualquier persona, profesional o no, que favorezca el cambio. Se trata asimismo de esa parte profunda y presente en cada uno de nosotros que nos da la capacidad de evolucionar tomando en consideración las lecciones de la vida.
3. En francés, «Connexion, Libération, Émerveillement», de donde sale el acrónimo CLÉ (como se explica más abajo en el texto). CLÉ significa «clave» y también «llave». Mantengo las siglas en francés porque la traducción al castellano de los términos que las componen no forma otro acrónimo equivalente. *(N. de la T.)*

lodía a 4 tiempos, una cerradura que se abre en 4 movimientos. Este último capítulo te presentará un modelo simple y práctico.

Múltiples ejemplos y protocolos, teóricos y prácticos, van jalonando estos capítulos para llegar a nuestra conclusión:

Somos a la vez el espejo y el rostro, estamos ebrios de la Copa eterna, **somos el remedio y la sanación,** *somos el agua de la vida y el escanciador que la vierte.*[4]

Metáfora del acordeón

A medida que se iba realizando la escritura de este libro, se nos reveló que tanto el ingreso a la enfermedad como el reingreso a la salud evocan en ciertos aspectos los fuelles de un acordeón.

Cuando el acordeón está plegado, ocupa poco espacio, tiene poco volumen; las teclas de la derecha están cerca de las teclas de la izquierda. La percepción de los fuelles es parcial. Tan sólo se ven sus cortes y las tablas laterales.

Esto no quiere decir que el fuelle tenga un aspecto inmutable. Quiere decir que, al primer golpe de vista, solamente vemos un estado, un único aspecto. No adivinamos forzosamente toda su función, todas sus posibilidades.

Cuando el acordeón está desplegado, en ese momento visualizamos la importancia de la masa, de la materia, del espacio y del volumen de todas las *secuencias* que separan el teclado derecho del teclado izquierdo.

Tomemos el ejemplo de un fóbico. Cuando tiene la visión de una araña, en la milésima de segundo que sigue, lo invade una angustia. Entre la percepción de la araña y la angustia, hay etapas intermedias silenciosas, inconscientes, tan invisibles como los fuelles replegados del acordeón. Y, no obstante, están presentes y son operantes.

El terapeuta, si el paciente lo desea y ello es coherente con el objetivo de la conversación que ambos mantienen, intentará **arrojar luz**

---

4. Textos del maestro sufí Jalaluddin Rumi libremente adaptados por los autores.

entre la causa y el efecto. Desplegará el acordeón y dejará que aparezcan a plena luz, con plena consciencia, las etapas intermedias, los elementos que van de la causa al efecto. Esta toma de conciencia puede permitir empezar a sanar. Esto implica que el escuchante,[5] a resultas de la observación de su nuevo paciente, **pueda hacer suposiciones y sacar a la luz algunas de las etapas inconscientes.**

El objeto de este libro es permitir al lector observar o provocar el despliegue de los fuelles del acordeón, es decir, sacar (o devolver) a la luz las etapas ocultas del ingreso en la enfermedad. Ésos son los fuelles del *acordeón-problema*.

Su intención es, asimismo, traer a la conciencia del lector las etapas que facilitan la sanación. ¿Qué hace el terapeuta, consciente e inconscientemente, para permitirle al paciente alcanzar su objetivo (por ejemplo: el ingreso en la sanación)? Éstos son los fuelles del *acordeón de la sanación*.

El bio-shock y la CLÉ

En el pasado, algunos autores hablaron del bio-shock,[6] es decir, del acontecimiento que está en el origen de la enfermedad, un **D**rama que nos deja **F**uera de **J**uego en una **F**echa, una **H**ora, un **S**egundo. Sacaron a la luz los principios fundamentales del ingreso en la enfermedad, principios que estuvieron presentes desde siempre, pero que pocas personas observaban hasta entonces.

---

5. Como, por ejemplo, el terapeuta versado en su arte y poseedor de toda una suma de experiencias.
6. En el transcurso del desarrollo histórico de este movimiento, apareció el término DHS, que corresponde a un *shock* biológico al que llamaremos igualmente Bio-shock.

La comprensión de estos principios nos permite, a partir de ese momento, remontar hasta el acontecimiento causal y traumático de la susodicha enfermedad.

Pero nos faltaba algo: **el instante de la sanación.** Así pues, te proponemos dirigir nuestra atención hacia la complementariedad de este descubrimiento, al que llamaremos la CLÉ.

Las cosas ocurren en dos instantes. Pasamos del estado de buena salud, de bienestar, al de enfermedad o de malestar en el instante denominado BIO-SHOCK. Pasamos del estado de enfermedad o de malestar al de salud, de bienestar, de inicio de la reparación, en el instante al que denominamos la CLÉ (acrónimo de: **Connexion, Libération, Émerveillement**). [Conexión, Liberación, Fascinación].

Pero ¿en qué consiste ese instante de recuperar la salud? ¿Cuál(es) es/son los nuevo(s) comportamiento(s) que favorece(n) y permite(n) ese tránsito? ¿Cuál es la magia, cuáles son las leyes, los principios, las realidades inconscientes tangibles –y tan apasionantes– que caracterizan, que califican ese tránsito de un comportamiento a otro?

Ése es el objeto de este libro, su sentido; eso es lo que nosotros, Jean-Jacques Lagardet y Christian Flèche, con la ayuda ocasional de Francesco Basile, queremos aprehender en este libro. Marc Fréchet, Milton Erickson y Ernest Rossi nos han servido de guías todo a lo largo de la redacción de estas páginas.

Por todo el mundo y en todo momento ha existido esta experiencia de tránsito de un estado a otro en un instante, de la salud hacia la enfermedad y de la enfermedad hacia la salud. Se trata de un instante preparado por miles de otros instantes, durante los cuales tuvimos miles de comportamientos y creencias; este instante tiene como consecuencia miles de nuevos instantes habitados por nuevos comportamientos y nuevas creencias.

Mil instantes = mil comportamientos = mil creencias → **el instante «T»** → mil nuevos instantes = mil nuevos comportamientos = mil nuevas creencias → mil nuevos instantes «T» → ...

Existen numerosos escritos sobre la enfermedad y sobre aquello que permite la sanación. Nuestra curiosidad y nuestra reflexión van dirigidas de modo más preciso hacia: «¿qué es el instante de la sanación?». A modo de ilustración, he aquí un ejemplo de estas palabras.

Ejemplo de tránsito hacia la enfermedad y luego hacia la sanación

En menos de un segundo entramos en la enfermedad. Y la entrada en la sanación ocurre en un instante, como en esta historia.

La historia del ruido del viento
Una joven de unos veinticuatro años expresa su dificultad. Tiene un ruido en el oído, un acúfeno que lleva molestándola varios meses. Dice que ese ruido se parece al soplo del viento. Le proponemos buscar qué ocurrió, que fuera dramático para ella, al inicio de su problema. Ella encuentra rápidamente el instante de la dificultad y dice: «Mi hermano pequeño murió brutalmente en un accidente de carretera. El último momento que estuve presencialmente con él fue cuando fui a acompañarle para su último viaje al cementerio. Yo no aceptaba su muerte. Era algo que, para mí, era contra natura. ¡Era tan joven!».

Añade: «Ahora recuerdo; mientras que lo bajaban a la tierra, había un ruido de viento terrible. Había viento soplando».

Ella conservó la memoria, la imagen sonora de ese acontecimiento, quedándose con el sonido del viento de aquel instante. Tal como propuso Pierre Julien, ella quiere perpetuar el contacto con el hermano, y el vínculo que la amarra a él es el ruido del viento.

Le proponemos entonces que le dé un beso a su hermano diciéndole: «Adiós». Ella lo besa… En el instante en el que sonó el chasquido del beso, dijo: «El ruido ha desaparecido».

Lo que puede interesar a cualquier paciente y terapeuta es oír, comprender con finura, lo que está en juego inconscientemente en esta mujer, en su biología, su psicología y su neurología, para poder **facilitar la CLÉ** en aquella o aquel que esté aquejado de un comportamiento al que llamamos enfermedad.

¿Qué fue lo que permitió esa **toma de conciencia corporal** y qué fue lo que ocurrió dentro de ella en ese instante?

Eso es lo que vamos a desarrollar todo a lo largo de estas páginas.

CAPÍTULO I

CAPÍTULO 1

El ingreso en la enfermedad

Nuestros presupuestos teóricos, relativos a los principios de ingreso en la enfermedad, tienen un impacto sobre nuestras opciones terapéuticas.

Comprender los principios que se activan en el momento de la entrada en la enfermedad nos permitirá descubrir los principios y las leyes de la entrada en la sanación. Ésta es la razón de ser de esta primera parte que presenta los principios de ingreso en enfermedad o bioshock. En esta parte hacemos un recordatorio de los libros precedentes de bio-descodificación *(véase* bibliografía), integrando en ellos algunas novedades.

La enfermedad es un comportamiento particular que permite vivir

Uno de los objetivos –o el objetivo principal– de la vida es vivir, ¡vivir para perpetuar la especie!

La vida, sea cual sea su expresión (vegetal, animal, humana), tiene *leyes* fundamentales (o principios), y una de ellas es que **todas las formas de vida experimentan comportamientos.**

Estos comportamientos son soluciones biológicas a los problemas de la vida.

Existen esencialmente dos tipos de comportamientos:

- El **comportamiento externo** es aquel que todo el mundo puede ver, oír, constatar, y que está fuera del sujeto. Por ejemplo: me levanto, como, me visto, hablo, me desplazo, ejerzo una actividad profesional...
- El **comportamiento interno** no es perceptible desde el exterior, es más discreto, más secreto, desconocido, intangible. Habitualmente hasta al propio sujeto le pasa desapercibido. A veces es posible adivinarlo, imaginarlo, suponerlo; en la mayoría de las ocasiones no es posible saber más de él. Por ejemplo: una tensión en el estómago, un pensamiento, una emoción, una enfermedad en su inicio...

Estos comportamientos pueden estar asociados, por ejemplo:

- Tengo mucha hambre *(interno),* hay cosas de comer en la alacena (constatación, pensamiento: *interno);* me levanto, como *(externo).* Este comportamiento *(externo)* ha solucionado mi problema de hambre *(interno).*
- Tengo miedo a carecer de alimentos *(interno);* mi organismo –a través del inconsciente, que también está sometido a la influencia de mis emociones– crea un **tumor en el hígado** (comportamiento *interno)* con el fin de almacenar en él más glucógeno.
- Tengo miedo de un peligro que se acerca a mí, que está muy cerca de mí, mi visión de cerca se hace competente: me vuelvo **miope** para afrontar ese peligro (comportamiento *interno).*
- Un día, en una feria, el gentío fue para mí fuente de estrés. Ese día, en efecto, me solté de la mano de mi mamá *(externo)* y me perdí (externo por la situación pero también interno, porque me *sentí* perdido); me empezó a seguir gente sospechosa que se puso a insultarme *(externo);* haciéndome **fóbico** a la multitud *(interno),* procuro evitar ponerme en la situación que fue la fuente de ese estrés *(externo).*

Las **enfermedades** son una forma de comportamiento interno particular, como por ejemplo el crear un agujero en el estómago en el caso de úlcera. Este **comportamiento,** centrado en el interior, en el cuerpo (físico o psíquico) o en la función de uno o varios órganos, intenta **actuar *indirectamente* sobre el exterior.**

Por su parte, los comportamientos externos se orientarán *directamente* sobre el entorno exterior, como, por ejemplo, salir corriendo o pelearse. Este comportamiento externo está también en relación con un comportamiento interno (por ejemplo, el miedo y la necesidad de seguridad) al que procura satisfacer. Es difícil plantearse un comportamiento externo perfectamente gratuito. Nuestra biología, mediante todos sus comportamientos, apunta a satisfacer una realidad biológica tal como encontrar alimento (dinero, trabajo), reconocimiento, seguridad, estima, placer...

Durante nuestra vida, pasamos de un comportamiento a otro comportamiento, y esto de instante en instante, tanto si somos una planta como un animal o un ser humano. Reaccionamos al mundo exterior, el cual, a su vez, reacciona en función de nuestros actos. Según las estaciones, las plantas fabrican flores o frutos, o incluso descansan; igualmente, los animales tienen un ciclo de vida con tiempos de reproducción, de crianza de la prole, de hibernación, etc.

Estar enfermo es, asimismo, una tentativa de adaptación al mundo exterior en espera de un eventual cambio de éste. Cuando afuera hace mucho frío, yo tiemblo; son mis músculos, que, mediante ese comportamiento, desprenderán más calor. En verano, transpiro para refrescarme. Éstas son adaptaciones perfectas y transitorias.

Pero, cuando se trata de un despido laboral o de otro drama, ¿cuáles son las soluciones que nos van a permitir adaptarnos? ¿Estar enfermo? ¿Por qué? ¿Y cómo?

Lo primero, acerquémonos a los sentidos fonéticos posibles de la palabra *«maladie»*:[7]

---

7. *Maladie* significa «enfermedad». Mantengo (sólo aquí) el término francés para que el lector pueda seguir la explicación etimológica y de semejanzas fonéticas que da el autor en las líneas siguientes. Asimismo, ofrezco entre corchetes en otros momentos del texto la traducción de otros términos que propone el autor y que dejo en francés por el mismo motivo. *(N. de la T.).*

Algunas propuestas relativas a los sentidos ocultos de la palabra «maladie»

- 1.er nivel: Me «cuesta decir» **lo que** me hace daño, lo que me molesta, lo que no acojo.
- 2.º nivel: Me cuesta decir **que** siento dolor. Este aspecto está incluido y oculto en la enfermedad: o bien la dificultad se sufre para expresar el malestar, o bien esa dificultad no es oída o reconocida.
- 3.er nivel: Digo que siento dolor. Mi enfermedad **es** la parte manifestada del malestar.
- 4.º nivel: El sentido de *mala*. Esta raíz se encuentra en dos palabras: *malaxé* [«amasado»] y *mixé* [«mezclado»]. *Mala* es de origen griego. *Mala* quiere decir dar vueltas en redondo sin salir. La enfermedad expresa el hecho de que estoy dando vueltas en redondo, de que no salgo de esta dificultad. Por mucho que busque, no tengo ninguna solución que pueda aceptar totalmente.[8]
- 5.º nivel: El nivel sagrado de Mal - a - die. En latín *a* o *ab* es llevar lejos, separar, alejar; y *die* es el día, la luz. Aquí *maladie* evoca estar mal, lejos de, arrebatado de, separado de Die(s) es decir de dios/la luz. Estoy mal cuando estoy lejos de la Luz, cuando estoy lejos de Dios. El mal es debido a la distancia entre el hombre y Dios. Yo estoy sumido en esa ilusión, en esa creencia de estar alejado o separado de Dios.

Un ejemplo: El eczema

El eczema representa muchas veces la situación de aquel que se ha sentido amado a través del tacto y que ha perdido el *placer* de ese contacto amante; ese contacto le aportaba la seguridad.

---

8. Si no soy lo bastante malicioso, puedo acabar contrayendo un mal maligno.

- 1.er nivel: «La Sra. Caresse [Caricia][9] abandona al Sr. Cajolé [Mimado]; a éste le cuesta decir cuánto sufre por esa pérdida de contacto».
- 2.º nivel: «El Sr. Cajolé se guarda para sí en secreto ese malestar, no puede expresar la emoción que conlleva».
- 3.er nivel: «Cuando al Sr. Cajolé le salen placas de eczema (lo han plantado),[10] su cuerpo expresa su malestar».
- 4.º nivel: «Por mucho que el Sr. Cajolé busque una solución, está dando vueltas en redondo, sigue metido en ese malestar provocado por la pérdida de contacto».[11]
- 5.º nivel: «El Sr. Cajolé no puede o no quiere acoger todo el amor incondicional que necesita. Está separado de su parte divina».

Con este primer ejemplo, vas a poder estar atento a la actitud del *«psico-bío-terapeuta»*, que busca en el sujeto lo que éste no ha podido expresar, y, más concretamente: lo que nadie ha oído ni tomado en consideración. ¿Dónde le duele tanto? ¿Qué es lo que está dando vueltas en redondo, oculto dentro de él? ¿Cuál es en él el lugar de fractura entre el amor y él mismo?

Otro ejemplo: El reúma articular agudo

Circunstancias: En el mes de abril, llega un muchacho de 14 años sostenido por su madre. Le duelen la garganta y las articulaciones. Tiene 40° de fiebre y ya casi ni puede andar. El diagnóstico que le han dado es el de reumatismo articular agudo (RAA).

Conversación: Le pregunto si va a hacer algún viaje o si se va a desplazar. Contesta que no tiene previsto ningún desplazamiento. Buscamos otras posibilidades de desplazamiento. La semana siguiente son las vacaciones de Semana Santa. Él trae a colación el tema diciendo que

---

9. Los nombres que el autor pone a sus personajes tienen a veces un significado acorde con el sentido del conflicto. En su caso, los traduzco entre corchetes. *(N. de la T.)*.
10. «Plantar», en el sentido de «dejar abandonado a alguien» se dice en francés *«plaquer»*, que es la misma raíz que *«plaque»* (placa). En castellano no coincide la raíz. *(N. de la T.)*.
11. Está paralizado o bloqueado en sus emociones por esta situación.

tiene la intención de quedarse en casa, de no marcharse. Continúa: «Me quedo en casa, viene mi primo a verme de París». Cuando dice esto, le cambia la mirada. Se ilumina. ¿Qué es lo que le fastidia, le incomoda en esa situación? Su primo es mayor que él, tiene 16 años; es como su hermano. No quiere que se vuelva a marchar al acabar las vacaciones. Esa futura **partida es insoportable...**

Propuesta terapéutica: En este instante, lo más importante para este sujeto es la presencia de su primo, presencia que él quiere que sea permanente. Comprendemos que él quiere a su primo, que quiere mucho a su primo, que lo quiere enormemente. Le pregunto: «¿Cuál es el tamaño del amor que tienes por tu primo?». Empiezo a montar una estructura. Él me contesta: «¡Así de grande!». Le pido que se imagine el amor hacia su primo tan amplio como la ciudad en la que vive. Me contesta que es posible; lo hace. Está hecho. Le pido que se imagine que es aún más grande, que es igual de grande que toda la Provenza. Me dice que sí. Me contesta que es posible, lo hace.

Le pido que se imagine que ese amor es tan grande como Francia. Y luego le pido que se imagine que es tan grande como la Tierra. Y luego que sea tan grande como el sistema solar... Y cuando el amor que tiene hacia su primo es igual de grande que el sistema solar, le digo que, mientras que ambos permanezcan en el sistema solar, él siempre estará en contacto con su primo a través del amor. Y él, entonces, acepta tomar contacto con su primo a través del amor.

En ese instante, las anginas, los problemas articulares y la fiebre han desaparecido. El muchacho ha tardado treinta segundos en acceder a sus recursos.

La madre del paciente interviene y pregunta qué tratamiento conviene aplicar. Le pregunto: «Un tratamiento ¿para qué, señora?». Contesta: «Para las anginas». Le pregunto al muchacho si le duele la garganta. Él contesta que ya no.

«¿Y para la fiebre?», ¡dice la madre! Le pido que toque a su hijo: ¡ya no tiene fiebre!

¿Cómo van sus piernas? Tiene las piernas un poco de algodón, pero camina. Ha *sanado* en unos instantes de su problema reumático y de su problema faríngeo.

En ciertos casos, las enfermedades infecciosas –igual que las otras– se sanan en un instante, una fase, una etapa, un estadio. Una enfermedad, un problema, pueden evolucionar, incluso desaparecer en un instante.

Al final del examen, después de la conclusión clínica, buscamos cuál era la intención positiva de ese RAA.

Proponemos:

- El sentido del RAA: «No quiero que el ser (o su sustituto) al que amo se marche o se vuelva a marchar».
- El sentido de las anginas: «Aprieto para que no se me pueda escapar (se marche o se vuelva a marchar) algo importante, como mi madre o su pecho, o incluso más importante».
- El sentido de la afección de las articulaciones de las piernas que ya no se mueven: «Impido un desplazamiento, hago que sea muy limitado, casi imposible».
- El sentido de la afección producida por el estreptococo:[12] «Me encorvo bajo el peso de una dificultad, la dificultad me doblega».[13]

Otros ejemplos de RAA:

- Un paciente sufre un RAA a la edad de 6 años. Su padre había regresado a Asia, y él no quería que su padre se volviera a marchar.
- Otro niño tuvo un RAA en el andén de una estación. No quería que se marcharan sus abuelos. Gracias a esa enfermedad, debido a esa enfermedad, no se marcharon. ¡Funcionó!

Uno de los sentidos del RAA: quiero impedir la partida del ser al que amo. Soy impotente para realizar ese proyecto, porque mi biología solamente puede actuar sobre mí y no sobre el otro. Para el consciente biológico, el otro no existe.[14] De modo que *la biología* actúa sobre mí, y a quien se le bloquean las piernas es a mí.

---

12. Se trata de un germen presente en esta enfermedad.
13. Según los trabajos de Bernard Vial.
14. *Véase* más adelante: «Los 3 señuelos».

Podemos proponer descodificaciones complementarias para las complicaciones del RAA:

- El sentido de la endocarditis: «Tengo congoja en el corazón –tengo el corazón afligido–, soy impotente para impedir la partida o la huida –esa huida me arranca el corazón–, es como si *me arrancaran* una parte vital de mí».
- El sentido de la afección renal: «Si él se vuelve a ir, todo se viene abajo». Esta afección del riñón está ligada a un resentir descrito como un derrumbe de la situación o de los valores.

Según el resentir, aparecerá o no tal o tal otra complicación.

Observación y criterios del ingreso en la enfermedad en bío-descodificación

Aquí va ahora una guía para sacar a la luz las etapas del ingreso a la enfermedad, para comprender sus mecanismos ocultos. Se trata en este caso de nuestra experiencia y de nuestras observaciones en numerosos pacientes. A veces te reconocerás o reconocerás a alguien de los tuyos a través de estas descripciones.

Ten en mente el aspecto práctico y concreto de este estudio para abrirte a más sentido y más conciencia. Ten en mente que aquí se trata de experiencias humanas, es decir de hipótesis que es conveniente verificar constantemente sobre el terreno. Te presentamos observaciones tan frecuentes que a veces parecen ser leyes universales. Tan sólo se trata de un acercamiento a lo vivo, de una clasificación pragmática de su experiencia vivida, que tiene como objetivo el poder extraer de ella vida y salud.

1. Desproporción entre un estímulo y la reacción que produce

Para el terapeuta, un primer indicio que permite suponer la existencia de un problema no resuelto será la desproporción que puede haber entre un estímulo y la reacción que produce, la visión de la araña y la angustia que de ella resulta. Si alguien sale corriendo frente a un rinoceronte que le embiste, eso está bien proporcionado, y es una reacción adecuada respecto a la realidad. Si alguien, frente a la foto en blanco y negro de una araña inofensiva, se pone a dar alaridos y se desmaya, hay una desproporción en la **cantidad de respuesta.**

Esto nos da una información, a saber: que el paciente no está en contacto con el mundo exterior del instante; está dando vueltas en redondo en su mundo interior, reacciona y vive en el pasado.

2. Inadecuación aparente entre un estímulo y la reacción que produce

Si frente a un rinoceronte que se me echa encima yo siento ira, esa emoción no es coherente, no está adaptada en absoluto a la realidad. Hay incoherencia en la **cualidad de la respuesta.**

La ira no está adaptada a esta situación. Pero puedo deducir que, en cambio, esa ira sí está adaptada a una situación pasada, no solucionada y ocultada.

Fuelles visibles e invisibles

Esa incoherencia de cualidad o de cantidad le permite al terapeuta pensar que hay uno, dos o más fuelles ocultos, secretos, entre las dos tablas del acordeón visibles desde el exterior. Los fuelles interiores e intermedios son partes invisibles o menos visibles; es decir, inconscientes.

Veo una araña en foto, eso es una tabla externa.

Me derrumbo llorando, eso es la otra tabla.

Entre estas dos tablas, hay fuelles más o menos numerosos. Esto es lo que vamos a estudiar ahora.

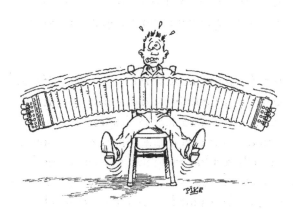

3. El bio-shock es un instante

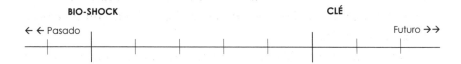

Respecto a esta noción de instante, citemos a Marc Fréchet:

> Los psicólogos saben interrogar a los acontecimientos, pero se les olvida ponerles fecha. Así que uno puede decir cualquier ocurrencia, y ellos se la tragan. El precisar los acontecimientos hace que al «terapizado» le resulte más difícil decir cualquier ocurrencia. Un complejo de Edipo nos da igual. En cambio, un acontecimiento es algo preciso, y eso precisa algo que se llama el tiempo. Con esto, nos tiramos menos años de análisis. Cuando el tiempo está marcado, podemos desprendernos de los agravios cuarenta y cinco años más tarde... Agravios para con los padres, porque los pañales de braga, por ejemplo, no eran cómodos. ¿Te das cuenta? ¡Hoy tienes cuarenta y cinco años y todavía estás que bufas por los pañales! Es como si hubiera un lapsus intelectual entre el momento [del shock] y el momento [de la terapia].
> (Seminario del 22 de noviembre de 1997)

He aquí un ejemplo que pone en evidencia la entrada de la enfermedad en un instante y sus consecuencias.

La Sra. X tiene una mancha negra en la espalda desde que se divorció hace 6 meses. Viene a terapia convencida de que el divorcio, que fue duro, es la causa de esa mancha. Pero durante el divorcio se sucedieron numerosos instantes y numerosas emociones. ¿Qué instante, qué emoción dio inicio a esa mancha? Porque la manifestación de un problema se produce:

- en un **momento preciso,** un día, una hora, un minuto, un segundo,
- en un lugar preciso,
- en un contexto preciso.

Esta mujer oyó o vio algo concreto y eso creó un **resentir concreto** (la escotilla mágica de la entrada en biología). Ese resentir se tradujo en una **zona concreta del cerebro,** que está conectada con un **grupo concreto de células.**

Unas semanas antes de que apareciera el síntoma, un martes por la mañana, a las 8 horas 35 minutos, sentada en su cocina, una amiga le anuncia: «¡Tu marido le va diciendo a todo el mundo que tú eres una arrastrada desde el primer día de vuestro compromiso!». En ese instante, ella se siente mancillada en su espalda por lo que respecta a su pasado. El córtex del cerebelo está conectado con este tipo de resentir, descodifica los melanocitos de la piel. Éstos fabrican más melanina (como en el bronceado), que permite obtener protección contra todo tipo de agresiones, como el Sol (y por extensión contra la maledicencia). La mancha negra aparece en su espalda porque el marido va hablando *a espaldas* de la interesada, va ensuciando el pasado.

Tras haber recuperado ese instante preciso, la paciente puede expresar toda la emoción contenida en él. Si no hace eso, tan sólo expresará pensamientos, comentarios (que nos enseñan «cómo callar»)[15] sin virtud terapéutica; el hecho de hablar no hará otra cosa que reforzar su ira, su depresión, etc. Para sanar, la entrada en emoción parece ser una etapa ineludible.

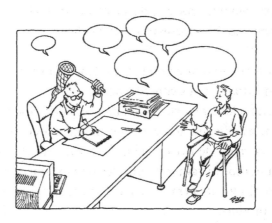

---

15. En francés, *commentaire* (comentario) suena exactamente igual que *comment taire* (cómo callar). *(N. de la T.).*

4. El bio-shock es un resentir

Todo terapeuta, todo cuidador, toda persona que ayuda, privilegia de modo natural sus propias creencias durante el encuentro con el paciente. El nutricionista se interesa por la composición de las comidas de sus pacientes, el astrólogo por la hora y el lugar de nacimiento, el psico-genealogista por la historia de los ancestros... El *psico-bío-terapeuta* dirige la atención del sujeto hacia el resentir.

Aquí tienes 5 historias; en tu opinión ¿cuáles son los resentires respectivos? Escucha bien y haz tus deducciones, incluso puedes escribirlas.

1.er ejemplo: Una adolescente de 14 años vive en Marsella, a 100 metros de la playa. La llaman sus amigas. Estamos en el mes de julio, son las 2 de la tarde. Le dicen: «Te esperamos dentro de media hora en la playa». Hace calor, ella tiene libre todo el tiempo. Va a hablar con su madre, que está en otra habitación de la casa. Por corrección, le pregunta: «¿Puedo ir a quedar con mis amigas en la playa?». Su madre le contesta: «¡Por supuesto que puedes ir si no me quieres!».

¿Qué ocurre en el interior de la niña? ¿Cómo se siente?

¿Derrumbada? ¿Aniquilada? ¿Liberada? ¿Feliz de que la bloqueen?

Tu respuesta: ....

2.º ejemplo: Otra muchacha de 15 años está en el instituto. Acaba de terminar 2 horas de gimnasia y se va con sus compañeras a las duchas. Se está lavando cuando, al girar la cabeza, se cruza con la mirada del profesor de gimnasia, que la está mirando por la rendija de la puerta entornada. Se queda muy impactada y se lo dice. Para disculparse, él contesta: «Simplemente quería confirmar que ya habíais terminado de ducharos».

¿Qué ocurre en el interior de ella?

Tu respuesta: ....

3.er ejemplo: Un niño vive en el campo. Es un chiquillo de unos diez años. Le encantan los animales y todavía más una burra a la que conoce desde «siempre», una burra con la que se da paseos. A ratos va a su lado, a ratos montado en su lomo. La acicala, le da de comer. Hace meses que la burra espera un bebé, un borriquillo. Él está feliz. Se alegra. Eso le regocija el corazón. Todos los días, todas las noches, la vela, pero ella, estando él ausente, pare un borriquillo, de pie encima de un arroyuelo. Cuando vuelve el niño, busca a su burra y la encuentra encima del arroyo, con el bebé debajo de ella, muerto, ahogado en cuanto nació. Impactado, va a avisar a su madre, quien le responde: «No veo dónde está el problema. ¡Te lo cargas a la espalda y luego lo llevas a la basura!», contesta la campesina.

¿Qué ocurre en el interior del niño, instante por instante:

- en el momento en el que se entera de que su burra está esperando un borriquillo?
  Tu respuesta: ...
- cuando ve al borriquillo ahogado?
  Tu respuesta: ...
- cuando su madre le dice que vaya a tirarlo?
  Tu respuesta: ...
- cuando lo lleva cargado a la espalda?
  Tu respuesta: ...
- cuando lo tira a la basura?
  Tu respuesta: ...

4.º ejemplo: Un preadolescente tiene un padre militar, extremadamente severo y muy puntilloso con la buena educación. El niño tiene una pajarera con palomas. El padre practica la política del punto negativo. Es decir, que cada vez que su hijo comete una falta, se lleva un punto negativo. Cuando se le cae la cuchara de la mesa, tiene un punto negativo. Cuando se hace una mancha en la camisa, tiene un punto negativo. Su padre tiene un cuadernito en el que va consignando la lista de los puntos negativos. Cuando el total alcanza diez puntos negativos, da una palmada y viene la criada. Traen una de sus palomas y le retuercen el cuello para enjugar, borrar la deuda de los puntos negativos. La lista del cuadernito vuelve a empezar desde cero. ¡Una vez adulto, el chico se hizo vegetariano!

¿Qué ocurre en su interior?
Tu respuesta: ...

5.º ejemplo: Una mujer tuvo un cáncer de mama, después un cáncer en el sacro y un cáncer en la cabeza femoral. Su intención es que, después de la radioterapia, le quiten la cabeza femoral. Encontramos la situación siguiente: a la edad de 24 años, ella está al término de un embarazo, a punto de dar a luz. En ese momento, y contra la voluntad de su hija, que no es capaz de decirle que no quiere que esté allí y no sabe oponerse a su presencia, llega su madre adoptiva. Ella sufrirá la presencia de esa persona durante el parto, y después dirá: «Esa presencia para mí era una carga, un peso, y no una ayuda».

¿Qué sintió en ese momento?

Tu respuesta: ...

En estas historias, observamos el tránsito del estado de bienestar al de malestar, en un instante: eso es el bio-shock. Pero en estas situaciones, excepto en la última, no podemos saber cuáles fueron los resentires ni qué ocurrió después: ¿hubo enfermedad o no? En realidad, hubo las enfermedades siguientes:

- 1.er ejemplo: Esclerosis múltiple, porque el movimiento está contrariado o es imposible.
- 2.º: Melanoma, porque la interesada se sintió mancillada.
- 3.º: Hipertensión arterial, porque el resentir fue la aniquilación en presencia de líquido; por otro lado, el niño se hizo budista.
- 4.º: Sida, porque había tendencia suicida.
- 5.º: Cáncer de huesos, porque esta persona sufrió, resintió, desvalorizaciones profundas múltiples.

Cronología natural y cronología en terapia

El resentir experimentado en el instante del *shock* y reprimido después tiene graves consecuencias para el cuerpo. Es importante poder identificarlo y permitirle una forma de expresión saludable. El resentir sucede al bio-shock, es a la vez una escotilla de entrada y una escotilla de salida del cuerpo.

En nuestra vida, el **movimiento natural del tiempo** va en el sentido siguiente: acontecimiento externo, resentir no expresado, enfermedad.

En la terapia, el movimiento de investigación va en el sentido inverso: enfermedad, resentir biológico vinculado a ella, acontecimiento causal. Aquí va una serie de ejemplos que te van a familiarizar con este procedimiento:

Ejemplo de síntoma: El eczema

En los ejemplos siguientes, conocemos el síntoma, el eczema, e ignoramos el bio-shock. Vamos a observar *diferentes* historias, en contextos *diferentes,* con comportamientos *diferentes,* pero con un resentir común que ha producido un síntoma *común:* el eczema. Tal como propusimos anteriormente, el resentir biológico conflictual del eczema es: «Me siento separado del placer de un contacto piel con piel». En efecto, una de las funciones esenciales de la piel es el contacto: tocar y ser tocado. En caso de separación mal vivida, de pérdida de ese tacto de piel con piel, de desaparición de ese placer del contacto, la capa superficial de nuestro cuerpo, la epidermis, se descama, se cae el pelo y se excavan microulceraciones cutáneas: eso es el eczema.

1.er ejemplo: Se presenta un joven de unos veinte años, algo regordete, tímido. Tiene un eczema asentado en la **cara, el vientre y los dos pliegues del codo.** Busco las separaciones que ha tenido. Me cuenta diferentes separaciones familiares: fallecimiento de los abuelos, etc. Esto no coincide con las fechas. En realidad, el eczema no es totalmente un conflicto estricto de separación. El eczema es un conflicto vivido en una situación de separación. El eczema suele corresponder a la situación siguiente: *«Estoy separado de un contacto que me aporta el placer, la seguridad, el contacto que necesito; ese contacto en ese instante es esencial para mí».* De modo que busco de qué placer puede estar separado el joven. Y le pregunto desde cuándo, con precisión, apareció ese eczema. Me dice: «Apareció después de que pasé el *bac*».[16]

---

16. El término familiar *bac* es abreviatura de *Baccalauréat* (bachillerato); se refiere a la prueba de madurez o reválida que sanciona en todos los países el final de los estudios de secundaria y permite el acceso a la universidad. Mantengo el término francés porque cada país da un nombre diferente a este momento de la vida académica. *(N. de la T.).*

«¿De qué quedaste separado cuando pasaste el *bac?*». «De nada en absoluto». «¿Qué ocurrió? ¿Quién te produjo placer cuando pasaste el *bac?*». Me explica: «Por primera vez en mi vida, tuve en mis brazos a mi novia». Me cuenta:

«La conocía desde hacía un año y en el mes de enero, cuando murió mi padre, nos hicimos amigos. Pero nunca me atreví ni a cogerle la mano, ni a declararle mi ardor». Y, de hecho, durante seis meses, se siente separado del placer de tocarla. Y el eczema está ligado a esos seis meses en los que él deseaba tomarla en sus brazos, contra su rostro y su vientre, **sin atreverse jamás a declararlo o a hacerlo.**

2.º ejemplo: A una niña de dos años le sale un eczema **en el pliegue del codo y detrás de las rodillas.** Este eczema es seco, pica y supura más por la noche. Justo antes, su madre, que había dejado de trabajar, se reincorporó al trabajo. Es maestra de preescolar y cuando vuelve a casa ya no le queda paciencia. La niña se siente incomprendida, sola, se enfurruña y sufre por esa separación; siente **la necesidad de estar pegada a su mamá, de estar cogida en sus brazos.** Necesita ese contacto placentero que le da seguridad.

Otra situación, otro contexto, mismo resentir.

3.er ejemplo: Una persona tiene un eczema a la altura del **seno izquierdo.** Tiene once meses más que su hermano. Cuando ella tiene seis años, su padre se ausenta para reanudar sus estudios. Vuelve solamente para las vacaciones. La madre también reanuda sus estudios. La niña protege a su hermano, lo cuida como si fuera su madre. Cuando tiene doce años, aparece el eczema. Su hermano no para de criticarla: «Eres fea, eres un adefesio, eres gorda». Ya no se comprenden, se ha terminado la complicidad. Ahí viene el *shock*: **«Estoy separada de mi hermano pequeño que tenía once meses menos que yo y al que yo cuidaba maternalmente».** El seno se agrieta, duele, supura. El conflicto tiene altibajos. A los diecisiete años, el día de su cumpleaños, sus padres se divorcian; se olvidan de que es el cumpleaños de la muchacha, no hay regalos. Ella se siente separada del placer de recibir un regalo de cumpleaños.

Otra situación, mismo resentir, mismo síntoma.

4.º ejemplo: Otra mujer tiene eczema en los **labios**. Éste es el *shock:* no pudo hacerle la respiración artificial a su padre cuando habría debido hacerlo porque él se estaba muriendo y tenía sangre en la **boca.** Ella tenía una necesidad *vital* de hacerlo. El eczema aparece unos años más tarde, cuando ella está haciendo teatro y revive esa escena durante un juego de rol.

Otra situación, mismo resentir, mismo síntoma.

5.º ejemplo: Una persona tiene eczema en los párpados y en las **orejas.** En esta familia no hay ni primos ni hermanos, varones o mujeres; ella es el primer bebé de la familia. Es la Primera hija de papá, de mamá, la Primera nieta de los abuelos paternos y maternos. La ponen por las nubes, todas las miradas van hacia ella; la admiran. Su padre, en cuanto nace, la lleva al baile; ¡ése es su orgullo!

Ella está siempre en un contacto de fusión con su familia. Todo va bien. Años más tarde, sus padres tienen un segundo hijo, un niño. En ese momento, ella se siente separada de la **mirada** de los padres, de la **palabra** de la familia en sentido amplio: padre, madre, tíos, tías, abuelos. Ya no está en contacto con esa felicidad, esa preferencia incondicional que le aportan seguridad y placer.

Otra situación, mismo resentir con otros matices, mismo síntoma: el eczema, otras localizaciones.

6.º ejemplo: Una persona consulta por un eczema **de los párpados, de las orejas y del ano.** Ella es la mayor cuando llega su hermanita, le tiene muchos celos, se siente separada del privilegio de tener todos los placeres, todos los regalos por Navidad. Además, su padre ya no la mira, ya no la escucha, en la mesa lee el periódico, escucha la radio. Ella quiere hacerse la interesante para que la mire y la escuche, pero ya no hay contacto con él. Más tarde, tendrá una ruptura afectiva con su marido; siente que la han dejado **en el banquillo,** separada. Inicio de la fisura anal que no se cura.

Otra situación, mismo resentir, mismo síntoma: el eczema.

7.º ejemplo: Un bebé de tres meses tiene un eczema en **las mejillas, los hombros, los codos y los miembros inferiores.** La madre tiene treinta años en el momento del nacimiento del bebé. Antes de la concepción de ese bebé, ella tenía celos de su familia política, que estaba demasiado presente en su pareja, en su hogar. ¡Se siente separada de su marido, quiere la exclusividad! No le gusta su familia política. De modo que concebirá un niño para tener a su marido para ella sola, para no volver a estar separada de él, para crear una familia, para que su marido no sea más que uno con ella. Es un intenso deseo de fusión. Cuando llega la fecha del parto, no quiere dar a luz. Da a luz con varios días de retraso porque no quiere estar **separada de su bebé,** retrasa la fecha de la separación. No quiere que lo tomen en sus brazos la suegra, el suegro ni el cuñado; no quiere compartirlo. Esta situación durará hasta el momento en el que decide marcharse al extranjero, lo cual es para ella la solución de su problema.

Otra situación, mismo resentir, compartido con el niño, que es quien recoge el síntoma: el eczema.

Esta descripción de varias historias conflictuales expresa la importancia no del acontecimiento, sino del resentir: necesidad de fusión, de placer, de contacto, de seguridad…

Pero ¿qué es el resentir? ¿Podemos distinguirlo del sentimiento, de la emoción…? ¿Y cómo? ¿Y por qué?

5. La diana de la biología: el viaje desde el exterior hacia el interior

En las palabras del paciente podemos discernir el lugar hacia el que está dirigida **su atención,** por ejemplo:

«El rinoceronte tiene un grueso cuerno puntiagudo que se dirige hacia mí a buena marcha».

«Tomo a mi prometida en mis brazos».

«Mi familia política es estúpida».

«Pienso que estoy enfadado».

«Tengo un nudo en la garganta».

«Me siento… ¡aterrorizado!».

El terapeuta observa si el paciente está en contacto con el interior o con el exterior. Mientras el paciente se exprese hablando **del exterior,** del **acontecimiento,** de **los demás,** no se implica, está en el mental, en lo descriptivo, en lo analítico. No está en contacto consigo mismo, está separado de su resentir.

Ej.: «El borriquillo murió ahogado». – «El profe de gimnasia me mira los pechos y las nalgas cuando estoy desnuda».

Esas informaciones carecen de utilidad para el terapeuta y para el cambio.

Cuando el paciente habla de él, se implica y se dirige hacia su interior. Acepta tomar contacto consigo mismo, con su resentir.

Nosotros proponemos el modelo, la estructura y las definiciones siguientes:

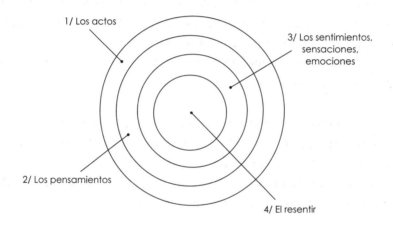

1/ La parte más superficial corresponde a los **actos;** es lo que se hace. «Mantengo a mi bebé apretado contra mí». «Llevé al borriquillo hasta la basura». Este comportamiento externo es aquello que todo el mundo puede ver, oír y percibir desde el exterior; como los gestos y las palabras.

2/ Un poco más hacia el centro se sitúa aquello que es **pensado** (el pensamiento, las creencias). En esta parte, todavía estamos muy lejos del resentir. «Un padre debe siempre cuidar de su hija».

3/ Yendo aún más hacia el centro, después de los pensamiento, se encuentra el nivel de los **sentimientos.** Este nivel corresponde a los juicios, a las opiniones, que están en la frontera entre pensamiento y sensación. No estamos muy lejos de los pensamientos, de lo mental, ni tampoco muy lejos de las emociones. Pero las palabras del paciente no van acompañadas de ninguna sensación física.

El sentimiento está a caballo entre lo **sentido** y lo **mental.** Es una especie de puente que se instala cuando queremos asociar, reunir algo mental con algún resentir.

En otro plano, podemos añadir que, dado que lo mental está reputado como mendaz, el sentimiento es cuando uno se *miente* a sí mismo sobre su resentir. Este funcionamiento muchas veces lo genera la experiencia siguiente: «¡Se ha emitido un juicio sobre lo que yo sentí!». Por ejemplo: «Pienso que lo que me lleva a actuar es la angustia». «¡Es normal que esta situación me haga montar en cólera!».

Después vienen las **sensaciones,** que son conscientes y se manifiestan en el cuerpo. «Cuando mi padre mata una paloma, siento que se me hiela todo el cuerpo y después mis músculos se ponen a temblar; se me acelera el corazón y se me crispa la mandíbula».

Las **emociones** son más conscientes que lo sentido. Es la consciencia de un movimiento interior, de una experiencia de mis células. «Se me mueve por dentro». La emoción es un despiece amplio de todo un grupo de resentires. Podemos citar 4 grandes emociones: ira - miedo - tristeza - alegría.

4/ El centro de la diana es el que concita interés prioritario del psico-bío-terapeuta. Es el **resentir** que tiene el sujeto de modo preciso dentro de él en el momento en que *«la mirada de ese hombre se clava en mi cuerpo totalmente desnudo bajo la ducha».* O *«en el momento en el que veo a ese bebé ahogado bajo el cuerpo de su madre y después en la basura».*

Este punto es fundamental: ¿qué resentir tiene la persona?

El **resentir**[17] aparece y se vive en el interior del individuo a resultas de un acontecimiento. Por ejemplo, alguien ve una araña y en el instante que sigue aparece una sensación: se cierra el estómago o la garganta se hace un nudo. El resentir se percibe, antes que nada, por su rastro corporal, por una «sensación» que está dentro de una lógica

---

17. A propósito de la palabra *«ressenti»:* esta palabra aún no existe en el diccionario francés salvo como participio del verbo *resentir.* Nosotros la utilizaremos abundantemente como sustantivo común en el lenguaje de la descodificación biológica, como piedra de toque de este procedimiento.

propia. Una lógica totalmente independiente de la de la inteligencia o la mente. «Por más que me digo que es una idiotez tener miedo, no puedo hacer otra cosa».

Ejemplos de resentires: «Me siento sumergido - aniquilado - estupefacto - impotente - desvalido - aterrado - aterrorizado - espantado…».

Esta etapa de lo **sentido** es inconsciente; al hacerse consciente, es **resentida** y percibida como desagradable.

He aquí otros ejemplos de resentires: «Me siento liberado - aligerado - alegre - enderezado - aliviado…». Esta etapa finalmente se percibirá como agradable o liberadora.

A propósito del resentir, os propongo esta lectura del maestro sufí Rumi:

> *Sea lo que sea que pueda yo decir para hablar y describir un resentir y para explicarlo, cuando llego al propio resentir siento vergüenza de mi explicación. Aunque el comentario de la palabra torna las cosas claras, el resentir sin palabra muchas veces tiene más claridad.*
>
> *Si bien la pluma se apresuraba en escribir, se quebró no bien llegó al resentir. Al hablar del resentir, el intelecto yace impotente como un asno tendido en el barro. Únicamente el resentir es la explicación del resentir.*

La que lleva al resentir es la experiencia: ¡explícame, por favor, el olor de la rosa!

Como resumen de esta clasificación, aquí va un **ejemplo:**

«En cuanto estoy metido en un embotellamiento *(situación exterior),* fumo *(actos, comportamiento externo),* lo veo todo negro, estoy seguro de que todo eso lo han hecho adrede contra mí *(pensamientos),* se me pone una bola en la garganta *(sensación)* y me siento… *(sentido),* ¿cómo decir? ¡desvalido! *(resentir)*».

Ahora podemos **ver en detalle** lo que hemos podido empezar a observar al inicio de este párrafo:

1/ el entorno - el acontecimiento: «Mi padre se ocupa sobre todo de mi hermano», crea

2/ el sentido dado al acontecimiento (por una o varias experiencias anteriores, tanto nuestras como de los demás): «Yo no soy interesante», de donde se sigue

3/ lo sentido (con o sin conciencia de la emoción): «Me siento una nulidad», y luego

4/ el comportamiento adaptativo - **los actos - el o los síntomas**: «Para que se fijen en mí, hago cine, o teatro, o una leucemia».

6. El sentido: el resentir remite a un sentido dado al acontecimiento

Una *cosa* siempre está conectada con otra *cosa*. Así, un síntoma habla de una emoción que no se puede decir en una frase, *habla* de un acontecimiento vivido. La cosa siempre habla de otra cosa que no es ella misma, habla más allá de la apariencia.

Ejemplo: Le regalo un ramo de flores a mi compañera. Ella sonríe al recibirlo. Se siente feliz *(resentir)*. No son las flores las que la hacen feliz, sino el sentido que le da ella a ese gesto. ¡Para ella, las flores hablan de otra cosa que no son las flores! Dicen el amor que siento por ella…

Por otro lado, al actuar sobre el sentido de la cosa, actuamos sobre la cosa. Cuando actuamos en un nivel, siempre actuamos en otro sitio. **Al actuar sobre el sentido, actuamos sobre la forma.**

¡Podemos preguntarnos ahora a qué se debe que yo sienta la cosa de esa manera! ¿Por qué le doy yo *tal sentido*? ¿Qué es lo previo?

7. Preproblema y misión: ¿A qué se debe que la situación se viva como un drama?

Ejemplo: «Soy un niño, mi razón de vivir es mi animal, y éste se muere. ¡He perdido mi razón de vivir! ¡Estoy en el vacío!»,[18] pero muchas veces el problema se sitúa antes de la muerte del animal. Para este niño el duelo es imposible. Pero ¿por qué?

---

18. Cabe preguntarse: ¿qué voy a poner en su lugar? La biología de modo natural no conoce la nada, el vacío: espontáneamente, ahí pongo sufrimiento, recuerdo, culpa, motivación; en cualquier caso, un sentido, una experiencia…

Debido a un **apego** excesivo, a una forma de **identificación** o de implicación a la vez afectiva, psicológica, humana, yo diría incluso **existencial,** que se encuentra asociada a una **relación**, a una persona, a un oficio, a una actividad o a lo que sea.

¿Cuál es el preproblema? ¿Cuál es mi razón de ser, es decir, mi razón de vivir, mi razón de existir, que, por defecto, se convierte en causa de sufrimiento, de muerte?

¿Cuál es realmente el problema?

El problema aparente, consciente, la queja, suele atribuirse al acontecimiento, al entorno. Cambiando de nivel, el problema aparece en la estructura del sujeto: sus valores, sus creencias, sus expectativas.

En nuestro ejemplo, el problema no es el fallecimiento del animalito de compañía, sino que está en el papel atribuido a ese animal. La estructura precede al *shock;* el *shock* revela la estructura.

Ejemplo: un hombre viudo tiene un solo hijo, una niña. Sus lazos familiares con sus propios padres son mediocres. Por otro lado, él no hace nada para sí mismo, no siente la necesidad de hacerlo. Satisface lo más posible a su hija, a la que adora. Su misión es transmitirle algo a su hija.

Este sistema tiene el objetivo de aportarle dos tipos de beneficios. Uno es darle algo a la niña, el otro es extraer de ello algo gratificante para sí mismo. Así podrá decirse: *«He realizado mi misión»*.

Ése es el sentido de su vida: hacer feliz a su hija está por delante de todo. Su felicidad pasa por la felicidad de la niña. La niña muere. El duelo tras la partida de la niña es imposible. Con toda evidencia, él ya no podrá realizar *su* misión. No podrá hacer feliz a su hija porque ya no está. Él ya no tiene razón de existir. Ésa es su creencia. Cree no tener ya misión alguna. Este hombre está convencido de que nunca podrá hacer el duelo y de que está condenado a estar triste de por vida.

Un aspecto de la terapia es el cambio. Éste le permite a ese hombre descubrir que esa niña llenaba una misión existencial; pone en evidencia el hecho de que la estructura-problema era anterior al fallecimiento, que él lo había puesto todo en esa niña debido a una prohibición de ocuparse de sí mismo. Progresivamente, va concediéndose valor. Durante la terapia, cambia hasta tal punto que venderá la casa, se mudará, cambiará de lugar, de oficio, venderá todo lo que era de su hija. Asimismo, se va a casar de nuevo. Se va a implicar en una nueva vida, en una nueva misión, un sentido nuevo; ha creado una relación nueva con esa niña que ahora se ha ido. Es una relación nueva consigo mismo.

La misión

Un médico que conoce los principios de la descodificación biológica recibe en consulta a un hombre que le presenta los resultados de un análisis de sangre. Al leer la recensión, al médico le sorprende el índice de PSA que está fuera de la norma. Los PSA son un marcador de actividad de la próstata. Lo normal es del orden de 5 o 6 unidades; el consultante tiene un índice que se eleva a 2500 unidades. Esa cifra representa más o menos la actividad de 500 próstatas que estuviesen funcionando dentro de él.[19] El médico le pregunta qué es lo que ocurre, cuál es el drama enorme y fuera de la norma que está viviendo.

El consultante cuenta: «Mi mujer y yo formábamos una pareja de tipo fusional. Es decir, que yo vivía para ella y ella vivía para mí. Uno era la justificación, la misión del otro, y viceversa. Ha fallecido. Me he quedado solo, estoy separado. Después de su fallecimiento, a mí ya no me queda nada más que morir, porque ya no tengo misión. Al cabo de seis o siete meses, me doy cuenta de que no he muerto. ¡Evidentemente, estoy vivo aún! Me pregunto: ¿podría el hecho de estar vivo esconder otra razón de vivir? ¿Tendrá la vida, mi vida, otro sentido? Llego a la conclusión siguiente: quizá mi mujer haya muerto para permitirme hacer un camino de tipo espiritual. Sacando fuerzas de esto, busco el modo de orientarme hacia lo espiritual. Me voy a apuntar, voy a participar en un club de tipo filosófico. Hacen sondeos sobre mí y, al cabo

---

19. ¡Imaginad por un instante, lo que sería para una mujer tener 500 pares de ovarios!

de unos meses, me aceptan en ese club. Soy nuevo; al principio ellos me observan y yo observo. Es un club mixto, encantador. Pasado algún tiempo, me doy cuenta de que ese club filosófico tiene dos funciones: aparentemente es un club filosófico según dicen sus estatutos, pero por detrás los miembros lo convierten en un club de intercambio de parejas. Me hacen proposiciones y eso me incomoda mucho. ¡Yo he venido aquí para hacer filosofía, no intercambio de pareja! No tengo nada que intercambiar, soy viudo, y mi proceso es únicamente espiritual. Así que me echan a la calle, ¡me expulsan del club!».

El consultante prosigue: «Pero, a la luz de lo que usted me ha dicho, ya comprendo, la próstata es un conflicto fuera de la norma dentro de un contexto de familia o de sexualidad no limpia. Y, efectivamente, lo menos que puedo decir es que, so capa de espiritualidad, ¡hacer intercambio de parejas es un poco fuerte! Si acepto el comportamiento de ese club se me arreglará la próstata. Pero no lo voy a hacer... Porque, en realidad, yo emprendí ese proceso para darle un sentido a mi vida. Y he vuelto al estadio anterior, que era que me quería morir».

En este ejemplo, la solución encontrada por el consultante (ese club filosófico) no es una buena solución; ese consultante ha vuelto al estadio anterior, a su proyecto inicial (quiero morir tras la muerte de mi mujer).

Estos dos últimos ejemplos ponen de relieve la importancia de nuestra misión sobre la Tierra, el papel que nos dieron nuestros padres antes de nuestra concepción (lo que Marc Fréchet llama el Proyecto-sentido).

El preproblema

¿Cuál es el problema? ¿El primero del todo, el que hace que los acontecimientos siguientes se conviertan a su vez en problemas?

En nuestros ejemplos, se encuentra **antes** del fallecimiento. ¿A qué se debe que el consultante lo haya puesto *todo* en el otro, la hija, la mujer, el trabajo...? Éste es el aspecto *bloqueante* del bio-shock, simplemente porque el problema no está donde nosotros creemos.

De ahí la importancia que tiene, en terapia, excavar en el lugar adecuado, ¡buscar el problema ahí donde realmente está! Te invitamos a desplegar los elementos, el fuelle del acordeón, de manera que puedas hacer salir el problema de ahí donde está oculto, excavar en el lugar oportuno. El problema inicial no es el momento de la separación, sino el momento del exceso de apego, del exceso de dedicación.[20] **El problema real suele ser anterior a la expresión del problema, que, a su vez, es lo que se considera el problema.**

Este hombre de nuestro ejemplo estaba separado de sí mismo, y no separado de su mujer.[21] El problema, aquí, existe porque hay un vacío, una prohibición de ocuparse de sí mismo.[22] Cuando esto se sana, se sana igualmente todo lo que viene detrás.

Cuando, después de un fallecimiento, un consultante declara «Ya no me queda más que morir» (o hace una depresión, o un cáncer, o se suicida, etc.), una parte de él está no viva. Está no viva,[23] porque está viva a través de la vida del otro. El consultante vive, dijéramos, por procuración. Es posible que quiera solucionar esa ausencia mediante la muerte, creyendo que así se reencontrará con el otro. Es posible también que desee actualizar lo que ya está ocurriendo dentro de él: la no vida, y estar en coherencia con ello.

Lo constatamos, todo esto se desarrolla tanto en el mundo exterior como en el mundo interior. Porque lo que yo no he podido solucionar en mí lo pongo en el exterior, creyendo poder solucionar mejor fuera de mí lo que se está viviendo dentro de mí.

8. Comportamiento adaptativo

A resultas de un *shock*, podemos desarrollar varias estrategias. Henri Laborit enunció dos: la **huida** y el **ataque.** La enfermedad, como hemos visto, es un comportamiento adaptativo.

---

20 Hay exceso —de apego y de dedicación—, también hay bloqueo cuando el sujeto ha excluido cualquier otro tipo de relación.
21. Remitirse al epígrafe «Goma y el tintero», en este mismo capítulo.
22. Un sujeto dirá: «Está mal, ¡es egoísta ocuparse uno de sí mismo!».
23. También podemos decir que es dependiente o infantil.

Hay otras múltiples estrategias, tales como: la **mentira**, el **camuflaje**, la **seducción**...

Puedo disfrazarme como el camaleón para que el otro no me vea. Esto es el camuflaje para engañar o embaucar.

Hay animales que sólo comen seres vivos. De modo que, en caso de peligro, ante su depredador, las presas simularán la muerte. Estamos en el límite de la mentira y el camuflaje. Según ciertos autores, las abejas solamente atacan a los seres que están en movimiento. Los animales que han vivido la experiencia de este peligro hacen un edema de Quincke cuando reciben un picotazo. Se hacen el muerto para que las abejas los dejen en paz...

Las becadas macho cuyo nido está amenazado hacen una hemiplejia derecha, transitoria. Así atraen al depredador lejos de la hembra y, eventualmente, de la pollada:[24] la parálisis es otra forma de adaptación...

Los pájaros ahuecan las plumas con grandes colores para hacer creer que tienen un volumen enorme; las mariposas tienen en las alas unas manchas que figuran ojos y que pueden espantar al depredador potencial.

En la estrategia de **protección,** me pongo un caparazón como la tortuga o el armadillo, o púas como el puerco espín.

Está asimismo la **seducción,** con la que tan bien saben jugar ciertos humanos.

Huida, ataque, defensa, mentira, camuflaje, simulaciones de parálisis, protección o seducción; esta lista no está cerrada, sino abierta a toda inventiva posible.

Resumamos. Se produce un acontecimiento. Son posibles varias reacciones:

- No hago nada, lo sufro. Haré una biologización, caeré enfermo.
- Actúo sobre el exterior, me desahogo, simbólicamente o no: huida, ataque, seducción...
- Exteriorizo mi emoción. Grito, lloro, me expreso.

---

24. *Véase* bibliografía: *Écouter et comprendre la maladie,* de P. J. Thomas-Lamotte.

- Reflexiono: ¿a qué se debe que haya vivido mal ese acontecimiento? Voy a buscar dentro de mí a qué me remite esto, cuál es la historia antigua, cuál es la creencia inadecuada, cuál es la inadaptación a lo real.
- Medito. ¿Cuál es el momento iniciático que, de momento, no estoy aceptando?

9. Las lógicas de la supervivencia en biología: La lógica que piensa y la lógica que siente

No hay lógica inmediatamente evidente entre «Veo una araña inofensiva y siento que se me cierra el estómago». No es una reacción racional, inteligente, controlada.

La conexión lógica entre araña y sensación visceral está en otro nivel, se sitúa en la «intención positiva para mi biología». Esto es lo que vamos a empezar a poner en evidencia al desplegar el *acordeón problema*.

Ejemplo de un fóbico:

1. «Veo una araña,
2. me acuerdo de una frase que he oído: las arañas siempre son peligrosas,
3. ya he sufrido un envenenamiento de alimentos,
4. imagino a la araña que entra dentro de mí, por la boca,
5. tengo miedo,
6. quiero cerrar el estómago para impedir su intrusión,
7. siento que el estómago se cierra».

Así, en el ser humano hay, dijéramos, dos lógicas que muchas veces se enfrentan, incluso se excluyen.

En nuestro ejemplo, la persona afirma: «Sé que es una idiotez que te espanten las arañas, y que no tengo nada que temer *(1.ª lógica: mental)*... pero no puedo hacer otra cosa, me entran ganas de dar alaridos, me siento en peligro, ¡tengo miedo! *(2.ª lógica: visceral)*».

El resentir está en esa lógica visceral que no es directamente accesible (modificable) a explicaciones, justificaciones y otros razonamientos intelectuales. Ejemplo de frase inútil, porque se dirige al mental, al hemisferio izquierdo, racional: «Pero fíjate, no tienes nada que temer, las arañas tienen más miedo que tú».

Dentro de esta lógica visceral, estoy bloqueado en mi resentir y tengo una sensación. Y la sensación no puede aprehenderla la razón. Esto lo podemos comprender y resentir con este ejemplo:

Un hombre pide: «¡Explíqueme a qué saben las fresas!». Un sabio responde: «¡Experiméntelo usted! ¡Pruébelas!».

El bio-shock provoca una forma de disociación en el interior de uno mismo, de separación de uno mismo consigo mismo. Y, más concretamente, entre cabeza y tripas.

Es **como si** hubiera varias partes en nosotros:

- Una parte que algunos asocian al hemisferio derecho, a las tripas. Esta parte, al parecer, tiene los mandos de una realidad más sintética, más inmediata, espontánea, irracional, inconsciente y emocional de nuestra vida; es el **inconsciente biológico.**
- Una parte que suele asociarse al hemisferio izquierdo, a la cabeza, a la razón, y a nuestra realidad intelectual, racional, consciente.

El candado de las enfermedades está en la 1.ª parte, las tripas o la conciencia biológica.

La enfermedad está en relación con lo irracional, con la inmediatez, y no con el acto mental reflexivo. Cuando el paciente responde de manera reflexiva, la información no tiene valor alguno en el futuro terapéutico y de sanación del paciente. En cambio, cuando su respuesta viene del hemisferio derecho, eso quiere decir asimismo que esa persona tiene una sensación en las tripas, y la información tiene una calidad real que podrá servir en la etapa siguiente, es decir, en el fuelle siguiente del *acordeón de la sanación*.[25]

Enfermedad = irracional = en las tripas

---

25. Un terapeuta le pregunta en público a una mujer: «¿Ha abortado usted alguna vez?». «¡Oh, no!», contesta ella. «¿Cuántas veces, señora?». «¡Tres veces!».

Ejemplo: El pequeño Jean tiene 10 años y 4 hermanos varones. Sus padres, pobres, ya no alcanzan a atender a sus 5 hijos, de modo que un domingo por la mañana, hacia las 10, deciden confiar a Jean al orfanato. Todos los domingos por la tarde después de comer le harán una visita de una hora.

Veinte años más tarde, cuando Jean evoca este recuerdo, una parte de él dice: «Yo los comprendo, ¡si no podían hacer otra cosa, los pobres!». Al decirlo, parece perfectamente sereno, sin emoción. Mientras que otra parte de él está experimentando un resentir: «Siento dolor, se me oprime el corazón», porque aguas arriba de esta segunda parte se encuentra el pensamiento siguiente: «¡Qué cabrones, los odio! ¿Y por qué yo? Entonces, ¿es que nadie me ha querido nunca?».

La mayoría de las veces, el responder mediante la razón razonante a un problema emocional no tendrá ningún efecto.

10. Los tres señuelos: Para la biología, el otro no existe, el tiempo no existe, lo ilusorio no existe

El inconsciente biológico no conoce el tiempo.
Tan sólo conoce el presente.
A mi inconsciente, lo que ocurrió hace 30 minutos, 25 años o 2 siglos le parece idéntico. La única experiencia que tiene es el instante presente.

> *Si el discípulo ve, ve las cosas tal como ellas son mediante la correcta sabiduría, entonces no pone amor en las ideas relativas al pasado... Tampoco pone amor en las cuestiones que afectan al futuro.* (Buda)
>
> *No os angustiéis por vuestra vida, qué habéis de comer [o qué habéis de beber]; ni por vuestro cuerpo, qué habéis de vestir. ¿No es la vida más que el alimento y el cuerpo más que el vestido? Mirad las aves del cielo, que no siembran, ni siegan, ni recogen en graneros; y, sin embargo, vuestro Padre celestial las alimenta. ¿No valéis vosotros mucho más que ellas? ¿Y quién de vosotros podrá, por mucho que se angustie, añadir a su estatura [la duración de su vida] un co-*

> do? Y por el vestido, ¿por qué os angustiáis? Considerad los lirios del campo, cómo crecen: no trabajan ni hilan; pero os digo que ni aun Salomón con toda su gloria se vistió como uno de ellos. Y si a la hierba del campo, que hoy es y mañana se quema en el horno, Dios la viste así, ¿no hará mucho más por vosotros, hombres de poca fe? No os angustiéis, pues, diciendo: «¿Qué comeremos, o qué beberemos, o qué vestiremos?»... Así que no os angustiéis por el día de mañana, porque el día de mañana traerá su propia preocupación. Basta a cada día su propio mal. (Jesús en Mateo 6, 25-34)
>
> ¡Atiéndete a ti ahora! Si no lo haces tú, ¿quién lo hará?, y si no es ahora, ¿cuándo? (Proverbio judío)

Lo que tienen en común estos tres textos es la importancia de vivir el momento presente.

Existen en nosotros y simultáneamente dos lógicas, una de ellas irracional, visceral (tripal), para la que no existen las variaciones del tiempo. Para ella, todo está *eternamente* presente. Esta parte de nosotros únicamente conoce el presente.

La otra parte, racional, intelectual, conoce pasado, presente y futuro.

Ejemplo: A la Srta. X, a la edad de 15 años, yendo a caballo, la acorraló un señor viejo, que también iba a caballo. Ese hombre quiere manosearla. Ella vive un gran estrés; tiene miedo al contacto, pero está acorralada contra un seto y no se puede escapar debido a su posición sobre el animal. Además, tiene miedo de caerse si salta del caballo.

Desde aquel episodio, en cuanto está cerca de un caballo, estornuda y se rasca hasta arrancarse la piel. Ella no establece la conexión consciente, pero su inconsciente sí que hace una conexión. Diez años más tarde, aunque ya no está en peligro, en presencia de caballos le vuelven a aparecer los síntomas: alergia. Para su inconsciente, el tiempo se ha detenido en aquel acontecimiento reprimido. En su inteligencia, ella siente que todo eso es pasado.

El inconsciente biológico no conoce lo ilusorio.
El inconsciente biológico únicamente conoce el símbolo.

Un buen ejemplo es el regalo. Cuando recibes un objeto el día de Navidad o de tu cumpleaños, no es un objeto –únicamente ese objeto– lo que tienes en la mano o ante los ojos, un objeto que tú también podrías haber encontrado en la tienda. En tu realidad, es el signo de una amistad, de una gentileza, de una atención delicada, un signo de tu valor y de la importancia que te dan.

El inconsciente biológico no hace más que seguir señuelos durante todo el día. Entre otras cosas, cae en el engaño del lenguaje. Muchas veces, *la palabra es equivalente a la realidad* (palabra = realidad), cuando se trata de la vivencia de otro, de su experiencia, como en el caso de un amigo que relata un viaje por la sabana africana por entre las fieras y las serpientes venenosas. Viendo una película de amor en el cine, podemos llorar, cuando lo que se proyecta es una ilusión.

Por esta razón es por la que, en terapia, una solución simbólica es igual de eficaz que una solución real. Tanto si le expresamos *de verdad* nuestras opiniones y recriminaciones a un compañero maleducado como si lo hacemos a un terapeuta, o a un amigo o a un símbolo, el hacerlo tiene un efecto igualmente liberador.

Para el inconsciente biológico, el otro no existe.
Para la biología, somos nosotros quienes creamos al otro.

Creamos al otro, el mundo exterior, con nuestro mental. Quede claro que digo para la biología, no para la psicología. Si el niño sufre, a la madre le duele el vientre. Si el niño se cae al suelo, a la madre le duele la rodilla. Ella cree sentir lo que está experimentando la carne de su carne.

Estos tres elementos precedentes nos van a abrir perspectivas activas para el campo de la terapia. Nos van a permitir comprender cómo brotan las alergias.

El principio de la alergia: es el recuerdo del decorado que había en el momento de un acontecimiento estresante.

Yo vivo un acontecimiento difícil y me separo de la conciencia de esa situación, mientras que mi cuerpo se fija en un detalle del decorado y lo recuerda. Esto durará hasta tanto no se haya solucionado el problema inicial. Y ello con dos intenciones:

- borrar la incomodidad de lo vivido y bajar el nivel de estrés,
- estar preparado en caso de nueva experiencia similar.

La alergia permite explicar, comprender las enfermedades, el brote de los síntomas. Una manera de denominar a la alergia es llamarla «el conflicto del recuerdo». Esto quiere decir que, ya a distancia del *shock*, reaparece el síntoma por la presencia de un raíl, es decir, de uno de los elementos del *shock*. Da igual que sea un elemento auditivo, visual, cutáneo, digestivo, respiratorio, olfativo o del tipo que sea, un solo elemento vuelve a colocar a toda la biología, a todo lo vivo, en ese síntoma **sin resentir.** De hecho, cuando alguien está en contacto con polen, polvo o pelo de gato, no tiene forzosamente una emoción consciente tal como: «Me han abandonado, siento angustia, etc.». Simplemente está en contacto con el alérgeno. Esto explica varios fracasos en descodificación biológica.

Ejemplo: Me reúno con una mujer a la que le *empieza* una urticaria el 1.º de marzo. ¿Qué ocurrió en febrero? ¡Nada! ¿En enero? ¡Nada! ¿El año antes? ¡Nada! ¿Cinco años antes? ¡Ah, sí! «Cinco años antes, en el mes de noviembre, viví tal acontecimiento impactante». En el momento del *shock,* la persona está comiendo cangrejos de río. No hay problema con los cangrejos. Es el mes de noviembre, una noche en el momento de la cena. Esta señora tiene el proyecto de casarse un mes más tarde. Durante esa cena, se enfada con su prometido: en el momento en el que está comiendo cangrejos, ¡se produce la ruptura! Y con ella el desgarro, el quebranto; ¡no se volverán a ver! Cinco años más tarde, ella está en contacto con unos cangrejos; al comerlos no siente ninguna tristeza. Simplemente, está comiendo cangrejos. Por fortuna para la comprensión y la sanación, esa mujer hizo la conexión entre los cangrejos y el momento del *shock*. Pero habría podido ser «alérgica» a cualquier otra cosa que no fueran los cangrejos. Uno de los raíles habría podido ser una pieza de música, la colonia del señor de la mesa de al lado, etc.

El psico-bío-terapeuta investiga para hacer que afloren la situación conflictual y el bio-shock, está próximo a un Sherlock Holmes que investiga para encontrar el indicio, el detalle, la clave del enigma.

11. La goma y el tintero

En la Tierra hay dos tipos esenciales de problemas posibles en nuestra relación con el mundo:

1.er tipo de problema: «Me siento separado de lo positivo»
La situación es un vacío, una carencia, una ausencia. La solución es rellenar: **el tintero.**

La primera categoría de problema se resume en: «Me siento separado de la cosa que siento como positiva, vital, agradable». La cosa puede ser algo indispensable o simplemente placentero, con todos los degradados de color posibles entre ambos. Ejemplo: Estoy separado de mamá, de mi amiga, de un trabajo, de un conocimiento, de mi pañuelo.

Esto crea la estructura psicológica de lo que yo llamo *el tintero,* de aquel/aquella que rellena. «Me siento lleno de un vacío que relleno con tinta: hiperactividad, colecciones, amantes, manías, kilos...».

2.º tipo de problema:
«Me siento en contacto con lo negativo»
La situación es un demasiado, un exceso.

La solución es la supresión, la reducción: **la goma.**

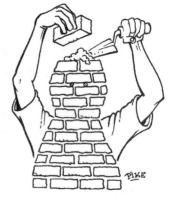

Es, por ejemplo, el hecho de que nos agredan el frío, una pelota, una espada, un insulto o una salpicadura. El resentir puede ir desde el nivel incómodo hasta el nivel vital. Es también el ver que están amenazados el confort, el estetismo o la vida, con todos los matices y todos los degradados de color intermedios.

Esta manera de ser crea lo que yo llamo la estructura de *la goma;* porque la solución es: «Me borro, suprimo, quito. Siento un exceso de llenado que tengo que reducir, borrar, pasarle la goma».

Podemos organizar así las dificultades expresadas por los pacientes en una u otra de estas categorías.

1. Estar solo, abandonado, aislado, separado de una relación o de otra cosa. Detrás de esto ¿qué hay? ¿Cuál es el preproblema? Se nos pone de manifiesto que la persona, en realidad, está separada de sí misma. Yo he constatado que, cuando esta persona accede a una experiencia, a un recurso de presencia en ella misma, de contacto consigo misma, entonces el abandono por parte del otro o la separación ya dejan absolutamente de ser problemas.

En esta primera categoría, lo que permitirá hacer el duelo (de un trabajo, de un animal, de un ideal…) será llegar a un encuentro con uno mismo, lo cual producirá frecuentemente, como experiencia, una sensación de densidad, de envergadura, de centrado, de estabilidad, de peso, de arraigo, de presencia.

Ejemplos:

- Con este problema: La mujer del Sr. A marcha para desempeñar un trabajo nuevo. Él se siente solo y no sabe qué hacer. En cuanto ella regresa, vuelve la vida a él, con los proyectos y la alegría.
- Sin este problema: La mujer del Sr. B acaba de marcharse de compras. Él siente que le crecen alas, va a poder vaguear o hacer bricolaje en casa, hacer ruido. Se siente tan bien consigo mismo, pletórico de sueños engrosados con lo inaudito.

2. En la segunda categoría de problemas, que es ser agredido, ensuciado, mancillado, amenazado, etc., parece que, en la estructura, una vez que desplegamos el acordeón, aparece la sensación, la ilusión, pero en todo caso la experiencia subjetiva de que es uno mismo el que se agrede.

En este caso, el sujeto dirá, por ejemplo: «Soy alguien malo, malvado, inútil, estúpido». Estos calificativos (descalificadores) pueden ir desde *no muy amable* hasta *culpable de todos los crímenes de la Tierra*. Y entre los dos puede estar: «Soy inútil».

En esta segunda categoría, la persona se cercena de sí misma, se evita a sí misma. Se sentirá agredida por los demás y evitará al otro.

Comportamiento típico: evita reaccionar, enfrentarse, plantar cara, debido a esa creencia subyacente que es: «Cuando me expreso, si es que asumo el riesgo de hacerlo, voy a provocar sufrimiento, voy a hacer daño. Así que me interiorizo, me siento agredido, pero eso es mucho mejor que ser agresor. Procuro dominarme, controlarme». Porque, si no es el caso, pueden presentarse grandes crisis, como arrebatos delirantes, por ejemplo.[26]

Ejemplos:

- Con este problema: «¡Me golpea sin cesar y se burla de mí! No consigo hacerle parar. Me gustaría que dejara de hacerlo y comprendiera que yo no soy malvado(a) y que lo paso muy mal. ¿Qué he hecho yo para merecer esto?».
- Sin este problema: «¡¡Vuelve a levantarme la voz solamente una vez más y te vas a enterar de quién soy yo!! Vas a aprender a respetarme».

Para resumir: o bien me siento separado, o bien me siento agredido. Si me vivo como separado es que, en profundidad, estoy separado de mí. Si me siento agredido es que, en profundidad, me vivo como agresor, soy yo mismo quien me agrede.

En efecto, si me agredo yo mismo –culpable, malvado–, me creo agredido por el otro. Y si estoy separado de mí, en consecuencia, me sentiré separado del otro. Es como si, finalmente, mi identidad fuera el otro. Porque el otro no es más que una parte de mi yo inconsciente que se ha hecho visible.[27]

He aquí una ilustración de este principio a través de las patologías óseas.

La desvalorización puede afectar a los huesos.[28] Puede producir simplemente una pequeña descalcificación, una osteoporosis o un tumor canceroso. ¿Por qué el mismo resentir produce unas veces agujeros (raquitismo) y otras rellenos (tumor)? ¿A qué se debe que sea tal hueso y no tal otro?

---

26. *Véase* más adelante: «salir del juicio».
27. Véase: *Victime des autres, bourreau de soi-même,* de Guy Corneau.
28. Puede afectar a la grasa, al cartílago y a los ligamentos, según la manera de estar en el mundo que tenga el sujeto.

A la luz del modelo *goma y tintero,* la descodificación de los agujeros –descalcificación, osteoporosis y necrosis de los huesos– puede ser la siguiente: la persona se desvaloriza de una manera particular: «He estado demasiado presente», y esa persona se «pasa la goma». Queda borrada. ¿Quién es quien la borra? Hay que encontrar el agresor en ella o en el árbol genealógico. Esa relación es la que hay que sanar.

La descodificación del osteoma, del tumor, del excedente de hueso será: la persona está en la estructura «tintero» y hay que encontrar la separación. «Me desvalorizo por haber estado ausente». O bien a esta persona la han estructurado otros. No era ésa su estructura. Por ejemplo, a la Sra. X la estructuró su madre; ella destruye a su madre (destruye el hueso) para construirse ella (tumor del hueso). Necesita recuperar su estructura profunda y su verdadera naturaleza.

He aquí otro ejemplo particular, porque es el de una enfermedad que es a la vez *goma* y *tintero,* a la vez *agredido* y *separado:* «la enfermedad de Alzheimer». La descodificación que hace de ella Pierre-Jean Thomas-Lamotte es la siguiente: «Quiero olvidar mis separaciones y al mismo tiempo no quiero que me invadan. Tengo necesidad del otro, que no esté demasiado lejos, pero tampoco demasiado cerca».

En cierto plano, la enfermedad de Alzheimer es una perfección, porque otros se encargan de cuidarme (me asean, me dan la comida, etc., siempre tengo a la gente a mi lado), así que soluciono mi conflicto de separación –y al mismo tiempo lo pongo todo a distancia, puesto que estoy en mi mundo interior. Soy libre de hacer todas mis fantasías.

El doctor Thomas-Lamotte, neurólogo, presenta el síntoma como la realización perfecta de una demanda ligada a la relación primitiva con la madre. Estamos formateados dentro de esa relación y por ella, y el síntoma, sea el que sea, será un modo de satisfacer esa exigencia, para estar en relación con mamá. Y esto en todas las enfermedades. En el caso de la enfermedad de Alzheimer es: «Quiero estar dentro de mi burbuja y a la vez no estar solo».

¿Todos los conflictos son conflictos de adaptación a la madre? Te dejo responder.

Porque, indefectiblemente, la pregunta que aparece es: en el fondo ¿con quién estamos en conflicto?

12. Conflicto interpersonal y conflicto intrapersonal

Existen a primera vista dos formas de conflictos relacionales:

El **conflicto interpersonal:** La situación conflictiva se sitúa entre dos individuos. Esto es, por ejemplo, entre una madre y su hijo, un jefe y su obrero.

El **conflicto intrapersonal:** La situación conflictiva se sitúa en el interior de uno mismo. Esto es, por ejemplo, un conflicto entre una parte de mí que quiere contacto y otra parte de mí que tiene miedo, rechaza el contacto o no le gusta, como acabamos de ver con la rejilla de la «goma» y del «tintero». Lo cual hará decir al Sr. Timide [Tímido]: «Quiero casarme pero me dan miedo las mujeres».

A nosotros nos parece que, de hecho, a fin de cuentas no existe más que una forma de conflicto relacional: el conflicto interpersonal que, con el tiempo, se transforma y se convierte en intrapersonal. Así, ya no necesito al otro para criticarme: ¡lo hago yo solo! Me digo: «Eres un inútil, no vas a llegar a nada», como decían mamá o papá. Esto se convierte en una voz dentro de mí que me martillea con una vieja canción aprendida por mi inconsciente.

13. Las modalidades de la localización visceral: ¿Hacia dónde dirige su atención el inconsciente?

Ya lo hemos comprendido: el síntoma brota del encuentro entre el exterior y el interior.

En el exterior está el acontecimiento.

En el interior hay una manera de estar en el mundo que puede ser visual, auditiva, respiratoria, digestiva, renal o de otro tipo.

En el encuentro de los dos: el resentir.

Las palabras que utilizamos para nombrar lo que resentimos se refieren a la cualidad y la cantidad, como, por ejemplo: incómodo, afectado, derrumbado, alucinado, aniquilado.

Este sentir *«aniquilado»* puede producir tanto patologías de riñón como de corazón, de bronquios o de estómago, o de cualquier otro órgano del cuerpo. Siempre y cuando la persona –y esto es lo que cuenta principalmente– tenga una manera de estar en el mundo que sea renal, cardíaca, respiratoria, digestiva o de otro tipo.

Esto ocurre en el instante. Lo determinante es la manera de estar en el mundo en ese instante. Es en el instante en el que se produce el bioshock.

¡Esto ocurre de manera precisa, en un lugar, en un instante, en cómo estoy yo, y allí hacia donde se dirige mi atención de forma inconsciente!

Elegir la propia enfermedad

El Sr. B va a un *ashram* a ver a su maestro que es un «santo»; en fin, ¡así es como se lo representa él! Al final de todas las meditaciones, el maestro toma un grueso cigarro puro y se pasa veinte minutos chupándolo. Al cabo de un mes, el Sr. B va a ver al maestro y le dice: «Maestro, usted que es un hombre casi perfecto, ¿por qué tiene ese defecto de fumarse un puro grande todas las noches?».

El maestro contesta: «No he tenido más remedio que encontrar el modo de tener un defecto para seguir aún permaneciendo entre vosotros». De modo que, si fuera completamente santo ya no estaría entre los hombres. Fue él quien eligió ese defecto para quedarse con los humanos.

¿Quiere esto decir que la enfermedad es lo que nos mantiene en la Tierra o en lo social? ¿Trabamos contacto unos con otros porque estamos enfermos? ¿Convivimos gracias a nuestros problemas? ¿Acaso las enfermedades aportan un beneficio social secundario, esencial, al que sería difícil renunciar?

Existen varias maneras de ser, desde el rasgo más simple de carácter hasta el trastorno obsesivo. Si los humanos entramos en contacto entre nosotros en la Tierra, es debido a nuestra manera de ser. Un fumador se encontrará con el mundo a través de su cigarro puro, un neurótico por su neurosis, un digestivo por los atracones, un músico por los oídos, etc. Cada comportamiento permite encontrarse con el mundo.

Canal preferente: ¿cuál es el filtro elegido por el observador, por su inconsciente?

No podemos ser conscientes a cada instante de todo lo que ocurre a nuestro alrededor. De modo que seleccionamos las informaciones en el momento de su recepción.

- Unos serán sensibles a lo que ven, como los matices de colores, de sombra y de luz.
- Otros son sensibles a lo que oyen, a los degradados desde los agudos a los graves y a los trémolos, a la intensidad y a la modulación de los armónicos.
- Otros a lo que huelen.
- Otros digerirán el entorno.
- Otros lo respirarán.
- A otros les afectarán los acontecimientos…
- Etc.

¿Qué justifica que un hombre, una mujer, un niño, un animal o un vegetal elijan, así, especializarse y filtrar, seleccionar una parte de las informaciones procedentes del mundo exterior? Esa elección es muy importante. En efecto, los lleva a estructurarse cada uno en función de ese canal para, a veces, convertirlo en su oficio, su pasión, su enfermedad. Entonces, ¿por qué un canal mejor que otro?

He aquí algunos elementos de respuesta.

En el momento del *shock*, éste será percibido por el canal activado:

- del momento,
- del contexto,
- del período de vida de esa persona,
- de sus antecedentes personales,
- de su estructura psicológica,
- de su fidelidad familiar inconsciente…

Ejemplo: El Sr. X vive un *shock*. Lo vive como drama **digestivo** porque:

- Es panadero y se identifica con su oficio: alimentar a la gente.
- Es contable e hijo de panadero: en su educación, el punto fuerte ha sido privilegiar las comidas, lo cual le ha conducido a una relación digestiva con el mundo.
- Es contable, hijo de contable, y el drama se desarrolla en la mesa: en ese instante, su inconsciente biológico está en el estómago y él no puede digerir esa situación.
- Es contable, hijo de contable, y está en el metro: ve a un mendigo que realmente está muerto de hambre.

Así, la percepción no es una tipología adquirida.

No obstante, muchas veces hay una preselección familiar, como si la familia le propusiera al recién nacido (y más tarde al adulto) un canal preferente. Ese canal preferente será aquel que, en la tradición inconsciente familiar, haya podido ser fuente de **valorización** o de ayuda. *No se cambia un programa o un equipo que va ganando.*

Ejemplos:

- Es tradición en la familia resentir en modo *renal*. Se trata de una familia de nómadas, de marineros o de inmigrantes para quienes los referentes son vitales; el canal renal definirá la tendencia preferente de la progenitura.
- En la tradición familiar está programado el vivir los acontecimientos de manera ósea, a partir de los 40 años...
- Durante la guerra, un antepasado dio de comer a toda la familia; gracias a esa realidad digestiva, pudo darse valor, justificarse o permitir la supervivencia. La importancia del canal *digestivo* se transmite de generación en generación.
- Otro alcanzó una gran satisfacción, o supervivencia, o reconocimiento, a través del *movimiento,* porque se marchó en el momento adecuado o porque favoreció el movimiento de algún otro, el éxodo; o incluso porque socorrió a personas que atravesaban dificultades en razón del movimiento.

La selección puede determinarse también por **evitación:** un canal –o un conjunto de canales– puede ser demonizado o declarado peyorativo por una familia. Puede tratarse de este tipo de experiencia: «He *visto* algo que no habría debido ver». Ese episodio puede inducir entre los descendientes la necesidad de borrar su sentido visual, es decir, ser discapacitados visuales.

Un libro, mientras está cerrado, esconde sus secretos. ¿Qué hace el lector? Pues despliega ese libro, lo abre, una página tras otra, abre los cuadernillos uno tras otro. Otro tanto ocurre con nuestra conciencia a lo largo de todo nuestro camino en la Tierra. Así, otra etapa de conciencia, de luz, es poder percibir, en tanto que terapeuta o *facilitador,* cuál es el canal favorecido por el paciente o, por el contrario, cuál es el canal evitado[29] por el paciente. Esto tendrá incidencia en la comunicación.

En la terapia, en un primer momento habrá que comunicarse mediante el canal (preferente) que utilice o aprecie el paciente. En el plano del diagnóstico, haremos hipótesis sobre la historia familiar o personal; se favoreció tal canal o tal otro se desvalorizó o fue percibido como peligroso. Podremos estar a la escucha de los *predicados*[30] utilizados por el paciente y permitirle que vuelva a apropiarse de una parte de su historia vinculada con ese canal.

Sangre, sentidos y conciencia: La preferencia según necesidades

La sangre está contenida en el aparato circulatorio. Se reparte preferentemente según las necesidades biológicas, según un mecanismo que se llama *circulación esplácnica.* Cuando tenemos que realizar esfuerzos musculares o estamos estresados, en *simpaticotonía,*[31] siendo así que la solución es moverse, la sangre va de modo preferente a los músculos,

---

29. A ese canal lo llamaremos «canal herido».
30. Palabras que califican de manera sensorial la experiencia vivida del sujeto: «un encuentro *sabroso,* un oficio *asfixiante,* un compañero *indigesto*».
31. Se trata de una inervación del sistema ortosimpático que pone el cuerpo en alerta.

el corazón y el cerebro. Cuando estamos en *vagotonía*,[32] o durante la digestión, va preferentemente al aparato digestivo. Lo cual permite que nuestras funciones biológicas se satisfagan alternativamente (con una cantidad limitada de sangre de unos 5 litros para un hombre de 80 kg). Así habrá más o menos sangre en un aparato o en otro según la necesidad. Lo cual protege el volumen sanguíneo total.

Esto puede visualizarse de la manera siguiente:

Un trabajador manual, durante el esfuerzo, dirige su sangre hacia el aparato muscular y el área cerebral relacionada con los músculos rojos afectados por su esfuerzo.

En el mismo trabajador, en el momento de la digestión, su sangre estará en el aparato digestivo. En el momento del acto sexual, su *conciencia biológica* –yo diría su sangre– estará en la piel, en el pene (en la vagina y el clítoris en el caso de una trabajadora).

Entendemos por **conciencia biológica** una forma de presencia asociada a tal o cual órgano: *«Lo que se piensa en nosotros, lo que se siente en nosotros de manera consciente o inconsciente, voluntaria o automática».*

Cuando un hombre piensa intensamente (por ejemplo, preparando el *bac*), activa sus neuronas, que reciben más sangre que de costumbre. Sabemos que el cerebro consume una cantidad enorme de azúcar y de oxígeno transportado por la sangre, más o menos 1/5 del consumo corporal total, mientras que el cerebro tan sólo pesa 1 kg, lo cual representa más o menos 1/70 del peso total del cuerpo.

Cuando dormimos, no somos conscientes. No obstante, son posibles numerosas funciones automáticas. Hacemos la digestión. Podemos mover los músculos. No somos conscientes. O sea, que no es la consciencia consciente la que garantiza estas funciones. Es la *conciencia biológica o conciencia neurovegetativa*.

Durante el sueño, el cuerpo está en reposo, en vagotonía, y la sangre tiene una localización principalmente digestiva.

El soñar es una hiperactividad. El sueño es más actividad que la que se da durante el estado de consciencia. Hay mujeres y hombres que tie-

---

32. Se trata de la inervación neurovegetativa de recuperación, que compensa la actividad de estrés.

nen orgasmos en sueños. Si tienen un orgasmo y están soñando, forzosamente es que tienen una conciencia no consciente, a la que llamamos biológica, es decir: «*Yo no soy consciente de mi consciencia*». En la vida, normalmente, nos servimos de una consciencia consciente limitada, porque no podemos ser conscientes de los miles de informaciones que nos asaltan. La conciencia es forzosamente limitada en su elección, y la elección es orgánica. En este momento, es visual para el lector. Lector, ¡tienes los ojos dirigidos hacia esta página!

Podemos leer un libro y podemos haber puesto nuestra conciencia en el libro. Así, nuestra conciencia está en la función visual. Puede estar en la función muscular, se trata de un libro de viajes que nos procura sensaciones conocidas de desplazamiento.

Se trata en este caso de la *preferencia según la necesidad del instante*, como la circulación esplácnica.

La circulación esplácnica es relativa a las vísceras. Nos parece posible ampliar su oscilación a todos los órganos del cuerpo, a saber: esa capacidad de la sangre - de la voluntad - de la intención - de la conciencia - de privilegiar tal o tal otra localización.

¡¡Conciencia, Conciencia!!
En el principio era la inconsciencia.
La vida fue su materialización…
La enfermedad propuso la evolución en la conciencia.
La transcendencia fue su realización.

En la realidad biológica, a la vez psíquica, cerebral y orgánica, la unidad de lo vivo viene a ser como decir: «¡Dime dónde está tu sangre, yo podré decirte dónde estás, lo que estás haciendo y lo que sientes!». Es una hipótesis.

La consciencia consciente implica a la vez el estado de observador de sí mismo, del paisaje o de lo que sea, y a la vez el estado de actor, asociado a uno mismo.

La consciencia biológica implica la función de actor (inconsciente).

¿Dónde pone su consciencia el ser humano?

Cuando yo miro este paisaje, mi consciencia puede estar conectada y servirse de los ojos; mi sangre estará a la altura de los ojos. El sentido que yo le doy a esta experiencia estará **limitado y privilegiado** por la experiencia de mis ojos. Son ciertas neuronas, ligadas a mis ojos, las estimuladas, oxigenadas, irrigadas. Ahora bien, si estoy a la mesa, la sangre se encontrará en mi boca y mi estómago, y mi conciencia biológica también. Si participo en una discusión intelectual, mi sangre y mi conciencia biológica se encontrarán en el cerebro. Con toda evidencia, en la mesa el resentir puede ser otro que no sea digestivo.

Probablemente haya una conexión entre la *conciencia biológica* y la sangre.

Hemos partido de la observación de que en el momento de la sexualidad nuestra sangre está en los órganos genitales y en la piel, y de que nuestra consciencia se encuentra también ahí. Basta con que, durante el acto sexual, pongamos la consciencia en que estamos digiriendo, o en los impuestos, para que esto permita ralentizar el acto sexual o neutralizarlo totalmente.

Cuando una persona está en plena digestión después de una buena comida, si se pone a hacer *footing*, pasa de una realidad digestiva a una realidad motora, y de modo instantáneo su sangre pasa del tubo digestivo a sus músculos. Tenemos así la posibilidad de privilegiar tal o tal otra función mediante nuestra actividad y nuestra conciencia biológica.

No podemos, en cada instante, poner nuestra conciencia en todas partes. Sólo somos conscientes de las cosas de una en una, seleccionamos. La consciencia implica una elección, un privilegiar el instante.

De la misma manera, la biología en el momento del *shock* hace una elección de la función, del órgano, es decir, de la enfermedad o del comportamiento de adaptación.

Bernard Vial ha descrito el conjunto de las proteínas de la sangre como un órgano de pleno derecho (el proteión), y para él es el órgano de la voluntad.

14. La enfermedad-solución

El síntoma procura a veces el beneficio de conectarnos, de mantenernos en contacto con ese objeto que ya no existe y del que no nos queremos separar. El síntoma ofrece así la ventaja de conectarnos con un período y un resentir anteriores al *shock* o contemporáneos del *shock;* esto es un beneficio secundario. Esta manera de vivir la enfermedad es *bloqueante,* en tanto en cuanto ofrece un beneficio secundario al que el sujeto no puede o no quiere renunciar.

Así, *«la enfermedad es una forma de resistencia al cambio hacia la novedad».* (E. Rossi)

Ejemplos:

Los acúfenos

«Alguien importante para mí habla,[33] y luego se va; se marcha». Se produce el *shock,* ¡la separación! Antes del *shock* había alguien que hablaba. El sonido es para mí un puente, un lazo entre esa persona y yo. Mientras haya sonido, me siento conectado, no separado. Para que yo permanezca conectado, la biología utiliza a veces el acúfeno. Es insoportable, pero me vincula con esa persona que se ha marchado; porque para mí es insoportable el no oírla más o estar separado del sonido, de la voz.

El prurito

Cuando uno se rasca, se frota la piel intensamente; en medicina a esto se lo llama: *prurito voluptuoso.* Uno de los sentidos biológicos es recuperar así, mediante ese rascado, un placer del que nos sentíamos separados. La separación me priva del placer. De modo que me rasco para recuperar el contacto con el placer.

El dolor y la impermanencia

Ciertos dolores persistentes no tienen ninguna explicación física evidente, se los denomina *sine materia* (sin causa material). Tales dolores muchas veces están en relación con algo irreversible, irremediable, como un duelo. Es la irreversibilidad la que produce la fijeza, la permanencia, el aspecto persistente. La permanencia del dolor conecta con aquello que fue; así no podemos olvidar…

---

33. O algo que es importante en razón del sonido.

Todo cambia sin cesar: el paisaje, el cielo, nuestro cuerpo, nuestros pensamientos. De nosotros probablemente no quede nadie vivo dentro de cien años. ¿Dónde estaremos? Los budistas dicen: *«La única constante es el cambio»*. Rechazar eso es negar la evidencia, la evolución natural. De ese rechazo nace el síntoma de dolor permanente. Hay así tentativa de hacer que dure lo que no puede durar.

Aquí el dolor es lo contrario a la separación, es el vínculo, es su solución.

Resumen: La enfermedad es una solución cuando permite dejar de estar en contacto con el estrés del acontecimiento causal.

15. La coherencia del síntoma

Nosotros tenemos la presuposición siguiente, que es que todos los síntomas tienen un sentido al que podemos llamar «la coherencia del síntoma», es decir, en qué es útil el síntoma, incluso indispensable.

He aquí varios **ejemplos** de coherencia del síntoma:

1. Se trata de un hematoma en el pie derecho de un hombre diestro. Podemos observar una bolsa de sangre que se ha acumulado ahí. ¿De qué modo puede ser útil hacer una pantalla con el mundo exterior utilizando la sangre y la fragilidad vascular?

En un primer momento, por supuesto, es fastidioso, incómodo. Pero, de una manera más profunda, esa bolsa de sangre permite dejar de estar en contacto con el mundo exterior.

La hija de ese hombre se está haciendo adolescente, cada vez sale de casa con más frecuencia. Su padre sufre por no poder contenerla, a ella, que está conectada con él por lazos de sangre. Como no consigue contenerla, por lo menos sí quisiera poner una pantalla de protección entre ella y el mundo exterior. Ésa es la coherencia del síntoma. Esto es un análisis; sin embargo, el problema de ese hombre no es intelectual. Con el fin de descubrir la emoción, que será el hilo conductor de la terapia, basta con preguntarle a ese hombre: «¿Qué siente usted cuando su hija se aleja de casa?». Muchas veces basta con *suprimir* el síntoma, ir más allá, para encontrar la emoción problema. Lo vamos a comprobar en el ejemplo siguiente:

2. Un hombre se queja: «¡No consigo ganar dinero! ¡Siempre me salen trabajillos penosos!». ¿Cuál es la coherencia de este síntoma? Le sugiero, cuando se encuentra sumido en una relajación ligera, que se imagine a sí mismo ganando y poseyendo mucho dinero. «¿Qué siente?». Siendo así que hemos suprimido el síntoma de pobreza, él se encuentra mal, angustiado, y exclama: «¡Le estoy robando a alguien!». Retrocede por el hilo de esta emoción hasta su infancia con el fin de descubrir la intención positiva. Su padre es comunista y detesta a los burgueses, a los que tilda de ladrones.

Él ha oído esa creencia paterna y la ha hecho suya: dinero → burgués → ladrón; pobreza → no burgués → honrado → bienestar.

Es un funcionamiento invertido: ¡el malestar (la pobreza) es bueno! ¡El bienestar es lo malo!

He aquí un extracto del *Livre du* ça de M. Grodeck:

> Tomad un ojo. Cuando ve, es el teatro de toda una serie de procesos diversos. Pero cuando se le prohíbe ver, y a pesar de todo ve, no se atreve a transmitirle sus impresiones al cerebro. ¿Qué puede ocurrir en él? Si, mil veces al día, se lo fuerza a omitir lo que percibe, ¿no cabría concebir que acabara por cansarse y se dijera: «Podría proceder de manera más cómoda, ya que no puedo ver. Me haría miope. Alargaría mi eje. Y si esto no basta, haría que se esparciera sangre por mi retina y me quedaría ciego».

En este extracto aparece ya una puesta en evidencia del sentido biológico, de una intención positiva del síntoma, de una tentativa de adaptación a una realidad insoportable.

La sabiduría biológica, la filosofía o la presuposición que se encuentran detrás de esta noción de coherencia del síntoma es la siguiente: *«La realidad responde siempre a nuestros deseos inconscientes»*.

La realidad, el mundo exterior, no responde a nuestros deseos o nuestras demandas conscientes.

El síntoma y el comportamiento responden prioritariamente a nuestras demandas inconscientes. Intentan responder a ellas. Los ejemplos citados dan satisfacción a estas intenciones:

«No tengo dinero; está muy bien así, soy leal a los ojos de papá».

«Tengo un hematoma en el tobillo; está muy bien, quiero retener a mi hija, que para mis ojos sigue siendo un bebé».

En cierta manera, esta lectura de nuestros síntomas nos obliga a volvernos sinceros, a estar en contacto con nosotros mismos.

3. Otro **ejemplo** práctico: El Sr. X se queja y declara: «Me duelen las muelas».

El terapeuta: «¿Qué ocurriría si dejaran de dolerle las muelas? ¿Cuál es la coherencia? ¿Qué permite el dolor de muelas? ¿Qué le aporta, en qué es útil, incluso benéfico?».

El Sr. X rectifica y dice: «En realidad, donde me duele es más bien en la encía, en la mandíbula».

La descodificación seleccionada para esta patología es: «No soy sostenido en mi palabra, mi palabra no tiene precio». El terapeuta pregunta: «¿Qué va a pasar si le sostienen? ¿Qué utilidad tiene el no ser sostenido?» La respuesta es: «Que ya no me podría quejar».

El terapeuta pregunta: «¿Qué pasaría si, a partir de hoy, ya no pudiera usted quejarse nunca más? ¿Qué estimula eso en usted?». El Sr. X contesta. «No soy capaz de responderle, pero efectivamente siento algo desagradable dentro de mí».

Esto es muy significativo. Cuando la persona ya no puede decir más, cuando queda muda, **sin palabras,** eso indica que estamos en el «sentir», en lo emocional biológico. Ésta es la razón, el «sentir» sin palabra para expresarlo, por la que el Sr. X ha biologizado. Este tipo de reacción es la señal mínima que nos indica con certeza que estamos realmente donde hay que estar: en la diana del psico-bío-terapeuta.

A veces la persona dice. «No comprendo, pero siento algo», o: «Me viene a la cabeza una cosa, pero no veo la conexión». ¡Es maravilloso, ya hemos llegado! Porque cada vez que hay asombro, eso nos indica que no hay ningún control. La persona no comprende porque —en ese instante— no hay nada que comprender, **solamente hay que experimentar.** Hemos llegado en ese instante al espacio del trauma, un espacio en el que la persona no puede comprender nada con precisión, solamente experimentar. Está sin palabras, sin inteligencia, sin capacidad para establecer conexiones: ha convertido eso en un síntoma, es decir, que lo está expresando de otro modo, biológicamente.

Proponemos, en este tipo de encuentro, que se pase de lo mental a lo *experi-mental*.

¿Qué es lo que hace que una persona que está equilibrada, estabilizada psicológicamente en una poliartritis o en una depresión, quede equilibrada en la no-depresión, en la salud? ¿Cuáles son los secretos del recuperar la buena salud? ¿Dónde están las claves; dónde está el camino?...

Sea la que sea la queja presente, y a poco curiosos, *pacientes*, que seamos, siempre encontraremos una emoción en el corazón del problema. Congelada, se ha convertido en una enfermedad; elaborada, será un recurso.

16. El transgeneracional

«¡*Hacemos libremente lo que, por destino, era ineludible que hiciéramos!*».[34]

Despleguemos este acordeón con mucha elasticidad, con el fin de permitir la distensión de cada una de las piezas de este instrumento. La puesta en evidencia de uno de los fuelles puede hacer que aparezca un drama transgeneracional. Es un *shock* que se produjo no durante la vida del paciente —es decir, a partir de su concepción—, sino que es anterior a él. Se trata de su vida, cierto, pero puede ser que la vida del paciente empiece antes de su concepción, en la de un antepasado conocido o desconocido.

En ese caso, el antepasado vivió un acontecimiento significativo que se quedó inscrito en su biología (consciente —caso, por ejemplo, de una enfermedad—, o inconsciente, y en ese caso será una memoria transmitida).[35] Los acontecimientos significativos pueden, por supuesto, ser negativos o positivos. Lo cual puede explicar también nuestras particularidades físicas *(véase* el ejemplo que sigue del pelo largo).

---

34. Palabra de Sufí.
35. *Véase* en la bibliografía: *Des ancêtres encombrants,* de H. y M. Scala.

Cada uno es portador de la memoria de su familia, de su tradición, de su especie. Estamos vivos, existimos gracias a nuestros antepasados y por ellos, que nos ofrecen cosas positivas, pero también sus dificultades no solucionadas; éstas están dentro de nosotros como parásitos que consumen nuestra energía.[36]

Hay dos categorías de cosas que pueden transmitirse de generación en generación, y son o bien el problema, o bien la solución.

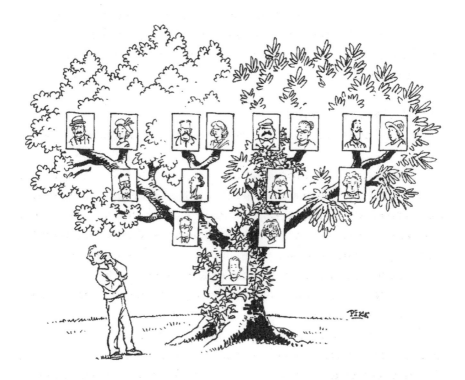

1. Drama-solución

El drama vivido por el antepasado produjo una respuesta de adaptación que fue eficaz. Desde entonces, los descendientes van a tener que continuar ese mismo comportamiento de adaptación; aunque la situación problema ya no exista.

Ejemplos:

---

36. *Véase* en la bibliografía: *Le syndrome du Gisant,* de Salomon Sellam.

El Sr. Lenain [El enano] salvó la vida escapándose de un campo de concentración a través de un túnel estrecho, y ello gracias a su pequeña estatura. A sus descendientes les quedó *engramado* que la característica «pequeño» salva la vida. Uno de los descendientes es de *talla pequeña* y ejerce la actividad de jockey, y otros tienen trabajos *pequeños*.

El Sr. Samson [Sansón] está bloqueado en África. Por fortuna, atraca un navío militar y el Sr. Samson se siente salvado. Debido a la gran longitud de sus cabellos, el sargento se niega a subirlo a bordo y se marcha sin él. El navío siguiente lo devuelve a Europa, en donde se entera de que el primer navío naufragó. Como memoria inconsciente de este episodio, los hijos del Sr. Samson tienen todos unas melenas tupidas, magníficas y largas.

2. Drama sin solución

El antepasado pudo vivir un drama **sin solución** y, en ese caso, los hijos, a través de su vida, tendrán que cargar con el problema hasta que haya uno que encuentre la solución.

Ejemplo: el Sr. Bras está paralizado del miembro superior derecho. Va a consulta, pero los reconocimientos de medicina tradicional no proporcionan ninguna explicación fisiopatológica ni ningún tratamiento conveniente. En un momento dado, expresa lo siguiente: «Yo soy un privilegiado, porque llevo varios meses con el brazo derecho paralizado, pero mis primos y mis primas tienen todos una malformación. Les falta la última falange del dedo corazón de la mano derecha». ¿Por qué les falta a todas las personas de esa generación una falange del dedo corazón, y por qué ha tenido este paciente una parálisis del miembro superior derecho?

La respuesta está en el transgeneracional:

En los libros de símbolos se indica que entre los dogos —una etnia de Mali—, el dedo corazón representa el dedo de la vida y de la muerte. Este sentido simbólico de ese dedo trae consigo una pregunta: «¿De qué modo ha sufrido su familia un golpe dramático por el dedo de la vida o el dedo de la muerte?».

El interesado cuenta entonces: «Mi abuela era una niña —tenía cinco o seis años—, vivía en la frontera franco-belga. Era la guerra. Entran los alemanes en el pueblo, reúnen a toda la población del pueblo, separan a los hombres de las mujeres y dicen: "Vamos a encerrar a los hombres en la iglesia y las mujeres van a seguir con las labores domésticas. Para que no haya ambigüedad alguna, ésta es la regla del juego: si se produce algún sabotaje o algo que nos desagrade, ejecutaremos a uno o varios rehenes".

»Los hombres son encerrados y las mujeres regresan a las labores domésticas. Unas horas más tarde, el comandante alemán reúne a todo el mundo en la plaza del pueblo y dice: "Ha habido un sabotaje, así que voy a ejecutar a un rehén. Como soy de naturaleza extremadamente generosa, son ustedes, señoras, las que van a elegir si quien va a ser ejecutado es su marido, o su hermano, o su primo".

»Nadie quiere designar a nadie. Es muy difícil designar a tu marido o a tu vecino para que lo ejecuten. Entonces el comandante dice: "Voy a ser todavía más generoso, voy a pedirle a una figura inocente, a esta chiquilla, que designe ella misma a quién voy a ejecutar".

»La chiquilla se echa a temblar y no designa a nadie. Es difícil designar a su padre, su primo o su tío. Entonces, le pegan, la golpean, la aporrean y finalmente le dan un culatazo en la espalda. El golpe es tan violento que la chiquilla cae de bruces todo lo larga que es en un charco de barro.

»Sus brazos están por delante de ella. En ese momento, el comandante alemán traza una raya imaginaria que sigue la dirección del miembro superior y del dedo corazón derecho. Esa dirección va a parar a un hombre. El comandante dice: "Ése".

»Saca el revólver y mata al hombre delante de ella».

Aquella chiquilla designó con su dedo la muerte de alguien del pueblo. Y, por consiguiente, la solución biológica para ella y sus descendientes es que se les quede paralizado el brazo o no tener dedo. Esto con el fin de no designar la muerte de las personas del pueblo, de las personas a las que ella quiere. La historia es transgeneracional.

El ser humano no está enfermo de sí mismo, está enfermo de la sociedad.[37]

---

37. «¡*El infierno son los demás!*», Sartre.

La mayoría de las veces constatamos el origen de los problemas:

- en la relación entre el individuo y la sociedad (padres, docentes, amigos...),
- en la historia familiar.

La primera *«sociedad»* es mamá y yo; después se añaden otros miembros de la familia y luego otras personas del mundo exterior. A la enfermedad se la denomina sistémica porque está en relación con un sistema: la familia, la sociedad...; todo individuo, sea cual sea su síntoma, está dentro de un sistema más amplio. Si solamente se trata a esa persona, el resultado puede ser incompleto. Porque, si cambia un elemento del sistema, puede cambiar todo el sistema. Tanto si se trata de mecánica como de electricidad, de informática o de una familia, el mero hecho de tocar un elemento constituyente del conjunto tiene un impacto sobre el conjunto más amplio.[38] Y uno de los conjuntos es la familia en sentido amplio, es decir, varias generaciones. En este sentido, podemos hablar del **«cuerpo familiar»**.

Estamos vivos, existimos gracias a nuestros antepasados y ellos a través de nosotros. Nos ofrecen regalos y dificultades para resolver. Están dentro de nosotros como parásitos que consumen nuestra energía o como tesoros de abundancia. Cada ser vivo es portador de la memoria de su familia, de su tradición, de su especie.

Síntesis

Cuando se abren, se despliegan los fuelles del *acordeón-problema*, ¿qué observamos? ¡Unos fuelles muy numerosos!

El mundo exterior está en movimiento, emite numerosas informaciones, una de ellas muy precisa, en un momento dado, en un lugar preciso, en un contexto preciso, que a su vez es denso en informacio-

---

38. Este aspecto es manifiesto en las reconstituciones de las constelaciones familiares. *Véase* bibliografía: Bert Hellinger.

nes variadas como sonidos, olores, polen, etc. (los raíles de la alergia), recibidos por nuestros sentidos.

Según nuestra historia, es decir, nuestra sensibilidad, la historia de nuestros antepasados, nuestra consciencia biológica, nuestra sangre, privilegiamos tal canal preferente, tal órgano que percibe la información procedente del exterior.

Nuestro ser busca en nuestra memoria (personal, transgeneracional) algo que se parezca a ese acontecimiento-estimulación, con el fin de dar/encontrar un sentido (siempre en función de nosotros).

Ese sentido «visceral» coherente se inscribe en una zona cerebral, provoca una reacción emocional consciente, aparentemente desproporcionada en calidad o cantidad, un resentir consciente tal como separado o agredido, después no consciente, una sensación, un comportamiento exterior (actos, palabras) como la huida, el ataque, la defensa, la mentira, la seducción… o un comportamiento interior (enfermedad).

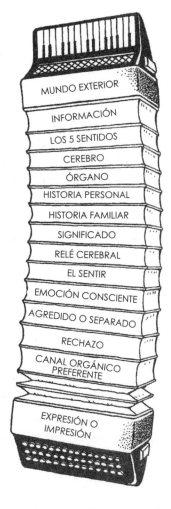

Dicha enfermedad adopta un sentido negativo (conflicto con el pronóstico) o positivo (enfermedad solución).

He aquí dos **ejemplos de despliegue de las secuencias** ocultas entre el estímulo y la reacción problema. Estas secuencias eran inconscientes y activas, es decir *enfermantes*.

1. La Sra. Cinéma [Cine] viene para liberarse de una angustia.

El primer fuelle es el momento preciso de la entrada en estado de angustia. Ésta es una de las primeras preguntas que formula el que dirige el cuestionario.

—¿Qué es lo que le provoca el síntoma? ¿Cuándo apareció?

Ella tardará un buen rato en recordar ese acontecimiento:

—Apareció hará unos tres meses, más concretamente hace dos meses y veinte días; más concretamente hace dos meses, veinte días y tres cuartos de hora.

Hay un momento preciso, un lugar preciso.

—¿Qué ocurrió en ese momento?

—Estoy en el cine, viendo una película de acción, y un malhechor le espeta al protagonista: «La bolsa o la vida».

El primer fuelle es ese momento preciso, que estaba oculto en todos los instantes de su vida, en los lugares de su vida.

Arrancamos con ese instante; cuando oye «la», ¡todo va bien! Cuando oye «bolsa», ¡todo va bien! Cuando oye «o», ¡todo va bien! Cuando oye el segundo «la», todo va bien. En cuanto oye «vida», solamente al llegar a ese momento, ¡va mal! ¿Qué ocurre en ese momento? Es el segundo fuelle, más sutil.

El primer fuelle es la audición de la palabra «vida», y el último es el síntoma «angustia». Pero entre ambos hay microsecuencias inconscientes. En efecto, veinte años atrás, ella oyó a su padre contar un ataque que sufrió durante la guerra.

¿Cuál es el problema? ¡Su padre estuvo a punto de perder la vida, simplemente! Su padre, que representa la fuerza, y que tenía que protegerla a ella, le contó un día una escena de guerra en la que estuvo a punto de perder la vida. Durante aquella escena, su padre *se echó a llorar.* Para ella eso era insoportable.

Eso entró dentro de ella con inconsciencia. Esa inconsciencia a veces se manifestará en la consciencia biológica y la consciencia emocional. Entendemos por consciencia emocional las manifestaciones en nuestro cuerpo de sensaciones de las que podemos ser conscientes, ya sea de modo placentero o desagradable.

Por ejemplo, somos conscientes de nuestro cuerpo biológico cuando nos duelen las muelas, pero sin ser conscientes del origen de ese dolor de muelas. Somos conscientes de nuestro cuerpo cuando tenemos hambre o sed, cuando estamos saciados y cuando gozamos.

De todas maneras, podemos describir una consciencia emocional cada vez que sentimos alegría, miedo, ira... Pero la mayoría de las veces nos volvemos inconscientes del origen de esa alegría, ese miedo, esa ira…

Hagamos aparecer en el campo de la conciencia lo que está en juego con inconsciencia, despleguemos el acordeón.

Cada vez que la Sra. Cinéma oye esta palabra «vida» dentro de un contexto de dificultad (1.er fuelle), *su inconsciente es consciente de esa escena* (2.º fuelle): su padre llora.

El inconsciente no conoce el tiempo;[39] para él, esta escena está presente (en el presente del instante). Se desarrolla en este momento, y ello hasta tanto la situación no esté *completamente* aceptada, solucionada, acabada.

Esta situación, al principio, como todas las situaciones, no es más que un conjunto de datos visuales, auditivos, olfativos, gustativos, táctiles… El inconsciente de la Sra. Cinéma le da un sentido a lo que dice su padre. Ese sentido está ligado a sus valores, sus opiniones, sus creencias. Ahí está el 3.er fuelle. El inconsciente filtra, deforma, omite, generaliza.[40]

Existe una relación, un camino, una «dependencia» entre la creencia y la emoción (entre intelectual y emocional, entre el cerebro-cabeza y las *tripas).* Por ejemplo: «Creo que el rinoceronte es peligroso». Mi cuerpo responde: «¡Se me cierra la garganta, tengo miedo!». Es el fuelle de sensación (piernas que flaquean, etc.). y a la vez emoción (miedo, etc.).

La Sra. Cinéma no oye «vida». Justamente, oye «muerte». «La bolsa o la vida», ella lo descodifica como «no vida, ausencia de vida». De hecho, es insoportable para su padre y es ella la que, durante toda su vida, expresará el lado insoportable, aunque el problema le pertenece a su padre. Fue su padre el que vivió el acontecimiento, es para su padre para quien eso es insoportable, y es ella la que va a expresar el síntoma: «Es insoportable cuando uno oye esa especie de intercambio entre la bolsa y la vida», como si se pudiera intercambiar la bolsa por la vida.

Éstos son unos cuantos fuelles desplegados, existen otros.

---

39. *Véase:* «Los 3 señuelos».
40. *Véanse:* libros de PNL en la bibliografía.

2. A una mujer joven le entra angustia cuando llega la hora de irse a acostar. La angustia la idea (la intención - el proyecto) de irse a su habitación. Tenemos una parte del acordeón que es: «Me voy a ir a acostar». Lo cual provoca la otra parte que es *«angustia»*. ¿Qué ocurre entre las dos? Cuando desplegamos el acordeón, el primer elemento que surge es la imagen mental de una mano que viene para degollarla.

El diálogo terapéutico tiene como objetivo sacar a la luz esos espacios, volver a traer a la consciencia esos fuelles que hay entre la causa y el efecto. Le vuelve a la memoria un evento de su infancia en el que está ella con su madre, su hermana y su padre. Les han entrado a robar en casa y su madre le dice: «Decir que mientras estabais dormidas os podrían haber degollado». Dice esto con mucha angustia. A partir de ese momento es cuando a la niña le entra angustia al irse a acostar. Es el *shock programante*, el que entra en su inconsciente, *shock* que se volverá a estimular cada vez que ella vaya a acostarse. En el momento del robo, ella tiene doce años.

Continuamos desplegando el acordeón... Lo terrible es que sea su madre quien le haya dicho: «Te habrían podido degollar». Para ella, la función de su madre hubiera debido ser la protección de la niña.[41] Si se hubiera tratado de otra persona diferente de su madre, probablemente ella habría *vivido mejor* esa observación...

Varias formas de terapia

Para tratar todo esto, existe un número impresionante y creciente de terapias.

- Las que actúan sobre un extremo del acordeón, es decir, sobre el **acontecimiento** externo: son las terapias intervencionistas que mantienen al paciente en su papel de víctima.

---

41. Para Marc Fréchet, el papel de la madre es proteger al hijo.

- Las que actúan en el otro extremo, sobre el **cuerpo:** la cirugía, por ejemplo.
- Las que actúan sobre **la emoción:** es el caso de ciertas formas de psicoterapia emocional o de medicamentos, como los antidepresivos.
- Las que actúan sobre el **sentido,** el que se le da a la experiencia.

Este libro anima al lector a trabajar sobre el sentido. Podemos citar la frase de Epicteto: «Lo que atormenta a los hombres no es la realidad, sino las opiniones que se forman de ella».

Esta forma de terapia es un reencuadre de sentido. Porque la enfermedad viene de una mala relación, de un desacuerdo o de una incompatibilidad entre un acontecimiento exterior y un acontecimiento interno. La enfermedad expresa un rechazo, una dificultad y una necesidad no lograda de adaptarse a la realidad exterior de cada instante.

Vamos a sacar a la luz, en el capítulo siguiente, diferentes elementos que facilitan espontáneamente la sanación. Ello con el fin de poder utilizarlos y así provocar el cambio deseado. En este capítulo presentaremos las constantes de la entrada en **sanación,** ese comportamiento particular, específico, que atañe a muchos individuos.

En definitiva, ¿qué es evolucionar, cambiar, sanar, estar mejor? La mayoría de las veces, asistimos a esto sin «comprender» muy bien lo que ocurre.

¿Qué es lo que hace que en un momento dado haya sanación, cambio, evolución?

¿Cómo modelizar las constantes de ese instante con el fin de hacerlo más fácilmente reproducible y útil para los terapeutas y para los lectores?

CAPÍTULO 2

El acordeón de la sanación

> «Las reglas del arte no constituyen la obra;
> no confundáis la técnica con la obra».
> Hipócrates

Preguntas en espera... de respuestas

¿Qué es la sanación? ¿Hay que sanar? ¿De qué sana uno? ¿Por qué sana? ¿Para quién sana?

He aquí una doble respuesta:

1. «¿Existe la enfermedad?» podría ser una buena pregunta o una buena respuesta.
2. La sanación exige realizar una elección, con la idea o la intención de ir hacia lo mejor, siendo el interesado quien define ese «mejor».

Pero ¿de qué sanamos? Podemos *sanar de la creencia* de que la enfermedad es mala... de que la enfermedad es incurable..., de que la enfermedad es ineluctable...

Los principios universales de la sanación

Al igual que algunos han descubierto los principios universales de la entrada en el síntoma,[1] que tienden a demostrar que el nódulo del hígado aparece después de un resentir de carencia, que las enfermedades del intestino aparecen después de un resentir de carencia unido a algo indigesto, o que el eczema brota después de un conflicto debido a una separación que hemos sufrido, asimismo buscamos nosotros los principios universales de la entrada en sanación –¿la CLÉ?–. Buscamos los elementos que hacen que, frente al drama que en el pasado me dejó trastornado, ese drama, de pronto, ya no sea un problema para mí. ¿Qué es lo que permite que ocurra esto? ¿Cuáles son las secuencias del acordeón del sanar? Estaba el problema y ya no hay problema; pero ¿qué rayos ha pasado entre esos dos instantes?

------------------*+++++++++++++++++

En el centro está la chispa del punto de inflexión terapéutico, el *papirotazo de la sanación*. Hablamos mucho del antes, hablamos mucho del después, pero hablamos poco de *ese momento*, aunque, por supuesto, todo lo que ocurre antes sea importante.

¿Cuáles son las reglas psicológicas, los principios universales del cambio?

La toma de **conciencia** de esas reglas y de las diferentes etapas que describiremos aquí arrojará luz sobre el terapeuta que hay dentro de ti, lector, y le permitirá orientarse en tu síntoma y en su evolución.

A. En primer lugar, **existen elementos que frenan o impiden el cambio:** mantenerse en el miedo (carecer de protección), estar desvalido (no disponer ni de solución ni de permiso), tener creencias limitantes («no merezco la felicidad, etc».), generalizar las situaciones asociándolas a los problemas del pasado, querer permanecer en el pa-

---

1. *Véase* capítulo anterior, «el bio-shock».

sado, querer cambiar el exterior, para no cuestionarse a sí mismo por nada del mundo, creerse culpable de la desdicha de los demás o creer que los demás son culpables de nuestra desdicha…

B. A continuación, podemos **identificar todo aquello que nos hace crecer, avanzar, madurar:** ser flexible, elástico, adaptable y receptivo, lo cual permite aprender sin cesar y explorar los múltiples niveles de sanación que nos exigen sentirnos responsables de nuestra propia vida interior.

C. Después, **le daremos un marco a la terapia, al cambio, a la evolución:** ¿cuál es el momento de ese punto de inflexión? ¿Con qué forma se presenta? ¿En qué estado de conciencia? ¿Cuáles son las leyes de lo vivo, siendo así que lo que es cierto para la entrada en la enfermedad vuelve a aparecer en el retorno a la salud? ¿Qué hacer para prescindir del pasado, identificar uno sus apegos y volver la atención hacia sí mismo? ¿Quién sana? Y cómo definir la identidad como algo distinto de la identificación.

D. Aprenderemos a adaptarnos siempre al cambio real de la vida, gracias al movimiento permitido por la evidencia, a la aceptación de todo y a la reorganización de nuestra psique mediante soluciones virtuales o reales.

E. Se les dará también un lugar esencial a las emociones y a las creencias.

F. Finalmente, tomaremos contacto con algunas herramientas para el inconsciente.

A. Algunos frenos para la terapia

— *El fuelle está gripado.*

1. Carecer de protección y de permiso

El *miedo* (carecer de protección) y el *no tener solución* en el momento en el que se revive la dificultad (carecer de permiso) son dos experiencias que impedirán la apertura del acordeón.

Si en el momento de la terapia el sujeto siente una falta de *protección,* una falta de *permiso,* inmediatamente su inconsciente se apuntala, opone resistencia. Es como un asno al que se saca afuera sin haberle explicado por qué tiene que salir del terreno conocido de su tibio establo para ir hacia no se sabe qué obligación. Es como un vagabundo que conoce su desgracia y rechaza otro estado, desconocido, porque puede ser peor.

Como consecuencia, el terapeuta no podrá desplegar el acordeón. Hace falta **tacto, dulzura** y **paciencia** para encontrar el acontecimiento original, la primera herida. El acordeón a veces puede estar gripado; el tirar de él para abrirlo por la fuerza no hará sino bloquearlo más.

En otros términos, no es terapéutico reproducir una parte de aquello que creó el bio-shock. Lo es lo que corrige el entorno conflictivo.

Ejemplo: La Sra. Lerouge [El rojo] tiene unos cincuenta años, tiene todas las noches unos sudores terribles y todavía no ha conseguido nunca encontrar en su historia sus *shocks* anteriores. Poniéndola en *confianza, en un estado de relajación,* encuentra dos historias.

Dice: «Soy una niña, tengo la rubeola, veo una cama azul, soy presa del pánico y me despierto en esa cama sudando y espantada».

Pero no llega a reconstruir el acontecimiento que la ha puesto en ese estado de terror. No sabe si es una pesadilla o algo que ha oído. Su inconsciente, de momento, no autoriza ese acceso. En cambio, sí recuerda otro acontecimiento. Cuenta: «Tengo 16 años, sigo teniendo miedo a la oscuridad y voy a dormir en una casa que es propiedad de mis padres, medianera con la que ocupamos nosotros habitualmente. En cierto modo tenemos dos casas. Estoy en la cama, con mi hermano a mi lado. Mi hermano me pone en un clima de inseguridad, no sé si va a tener atenciones sexuales para conmigo o no; soy presa del terror y estoy empapada en sudor».

Describe el mismo decorado. Todas las veces el hecho se produce en una cama, hay oscuridad, hay sudores, hay inseguridad. Ella redescubre el mismo decorado, pero no nos ha ofrecido el elemento inicial de la cosa. De momento no tiene acceso a él. Pero encontramos la repetición de la misma situación dada, del mismo clima, del mismo ambiente, del mismo decorado.

En este ejemplo se comprende la presencia indispensable de dulzura, de tacto y de paciencia para que el inconsciente entregue con seguridad la memoria de recuerdos traumáticos.

2. Tener creencias bloqueantes

A veces estas cualidades no bastarán para tranquilizar el inconsciente. En cuyo caso habrá que buscar elementos **bloqueantes,** como, por ejemplo, las creencias:

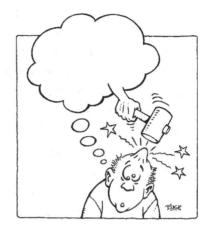

«Tengo una lealtad inconsciente y, si me curo, tengo la creencia y la impresión:

- de que **traiciono** a mis antepasados, a mis padres,
- de que **traiciono** mi misión o la que creo tener,
- de que **no soy bueno,**
- de que **ya no me van a querer más** si continúo queriendo resolver por ellos el problema familiar...».

Ejemplo: El Sr. Viola, de ochenta y dos años de edad, nos narra:
«Yo era propietario de unas decenas o cientos de hectáreas de viñedos. Ahora estoy jubilado con buena situación. ¡He comprado un apartamento en los pisos superiores del hotel en el que se desarrolla el seminario que usted imparte! Me interesa lo que hace, ya he empezado un seminario igual que este suyo de ahora, pero lo hago al otro lado de Francia. Figúrese, tengo cuatrocientos kilómetros de ida y cuatrocientos kilómetros de vuelta... y, mejor que hacerlos, prefiero bajar y subir en ascensor, ¡en eso sólo tardo dos minutos!».

Utilizando la escucha de los predicados, presupongo que su problema es el desplazamiento; el desplazamiento y, eventualmente, el esfuerzo o el tiempo. El Sr. Viola se aleja y le veo cojear.

Le digo:

—¡Cojea usted, caballero!

—Sí, tengo bloqueada la cadera.

—Caballero, ¿me da usted permiso para decirle una posibilidad de por qué tiene bloqueada la cadera?

—Sí, ¡no hay ningún secreto!

Le propongo el mecanismo siguiente:

—La cadera bloqueada suele estar en relación con algo que ocurrió entre sus antepasados (abuelos o bisabuelos) dentro de un clima de sexualidad. Y, dentro de ese clima de sexualidad, el interesado(a) pone toda su energía, toda su potencia, toda su fuerza para oponerse a la cosa, para resistirse.

Me dice:

—Yo sé lo que es; ¡es de mi abuelo!

Cuenta su historia: su abuelo, burgués del tiempo de Napoleón III, tenía una casa muy grande (un castillo) que requería servicio doméstico. En aquella época, en 1875, había pocas máquinas, los empleados y los criados lo hacían todo a mano. Este hombre localiza entre sus sirvientes a una lavandera que se le antoja muy deseable. Sigue sus idas y venidas. En un momento preciso, él, el patrón, se encuentra detrás de la lavandera por un pasillo: la mujer, jovencísima, va empujando una cesta de ropa blanca sobre ruedas. Él está detrás de ella, la interpela. Ella se detiene, se da media vuelta y queda frente a él. En ese momento, él la empuja hacia atrás y ella se cae en la cesta de ropa. No bien ha caído, él le arranca la braga, la viola, y de esa violación nació la madre de nuestro interlocutor.

Le propongo el reencuadre siguiente:

—¡Caballero, esto que me está contando es una maravilla, una maravilla de la vida! Le propongo lo siguiente: pídale a un marmolista que grabe con oro fino una piedra que usted podrá poner en lugar visible en su salón o su sala de estar; esa piedra conmemorará ese maravilloso acontecimiento!

El señor Viola queda muy sorprendido y responde:

—¡No se está usted dando cuenta de lo que está diciendo! ¡Ese acontecimiento!

Prosigo:

—Sí, ese acontecimiento, la violación de su abuela por su abuelo. Es una de las cosas más importantes de su vida, si no la más importante. Menos mal que ocurrió eso, si no, su madre no existiría, usted tampoco existiría, no existirían sus hijos, y sus nietos y bisnietos tampoco.

El Sr. Viola se ve confrontado a una elección: ¡aceptar[2] o no aceptar esa violación! Y no obstante, ¡ese conflicto del siglo XIX no es un conflicto suyo! Pero lealmente, fielmente, ¡él lo conserva!

Lecciones terapéuticas de este aspecto del ingreso en enfermedad

En su nivel de conciencia, es decir, estando metido en el problema, su solución es no resentir la vivencia de su abuela. Pero si el Sr. Viola quiere sanar, *tendrá que* tomar contacto con la sensación, con la experiencia de su abuela y de su abuelo. Siendo heredero de su abuelo, posee en igual grado su historia. Quiere separarse de ese antepasado al que juzga infamante. Y, sin embargo, *el camino hacia el sanar* pasa muchas veces por la reintegración de esa memoria también.

Es muy difícil satisfacer dentro de él dos movimientos contrarios, reconciliar dos recuerdos que se oponen y que, no obstante, forman parte de él. Es frecuente encontrarse con situaciones así.

Volvamos a la historia del Sr. Viola a la luz de la rejilla de *la goma y el tintero*. El Sr. Viola se asocia inconscientemente con su abuela, se siente agredido(a) por la violación de ese abuelo; en consecuencia, querrá borrar esa sensación.

El Sr. Viola, si se asocia inconscientemente con su abuelo, podrá sentir qué fue lo que empujó a ese antepasado a violar; ¿qué separación vivió ese hombre? Porque tenemos la presuposición (que hay que confirmar a cada vez) de que el violador busca un contacto (incluso mediante la violencia) para colmar una separación íntima mal vivida.

Varias soluciones terapéuticas posibles pueden ser:

– Cambiar de nivel: por ejemplo, abandonando el juicio. Su abuelo es lo que es, su abuela es lo que es. Lo real es lo que es.

---

2. Aquí «aceptar» quiere decir «acoger»: puede acoger la cosa sin estar de acuerdo con ella.

- Reencuadrar el sentido: puede rendir homenaje a su abuelo en todos sus comportamientos. Porque éstos le permitieron existir y tener una manera de estar en el mundo que le es propia.
- Tomar conciencia de que la guerra ha terminado…

3. Las generalizaciones
Hay un riesgo en generalizar… el bloqueo

«Un hombre acudió a consultar con el doctor Erickson por su problema de alcoholismo. Le dijo que todos los miembros de su familia cercana tenían problema con la bebida. Él tenía muy poco tiempo para el tratamiento, dado que estaba a punto de iniciar un trabajo nuevo en otro estado. El doctor Erickson le dijo al hombre que fuera al Jardín Botánico y admirase los cactus, que pueden pasarse tres años sin agua.[3]

»Muchos años más tarde, una mujer joven vino a ver al doctor Erickson, quien le preguntó qué la traía. Ella respondió que quería conocer al tipo de hombre capaz de mandar a un alcohólico a visitar el Jardín Botánico para que aprendiera a arreglárselas sin alcohol –con éxito–. Le dijo que ni su padre ni su madre habían vuelto a beber nunca más desde que el doctor Erickson envió al padre al Jardín Botánico unos años antes».[4]

Es más que evidente que todos los alcohólicos no se van a desintoxicar yendo a ver cactus. ¿Qué fue lo que impulsó al Sr. Erickson a sugerir ese acto? ¡Es una cuestión de fondo! ¿Qué había observado él en ese hombre que le dio la seguridad de que eso le iba a ayudar, a sanar?

Esto es lo que podemos llamar la estructura psíquica de ese paciente. ¿Cómo acceder a ella? El terapeuta observa y toma en cuenta esencialmente todos los indicios, y luego propone caminos para acceder a los recursos y soluciones. Esos recursos y esas soluciones estarán en concordancia con el mundo interior de cada interesado, y esto de manera única y específica.

---

3. ¡O sea, sin beber!
4. *Véase* bibliografía: *Terapias fuera de lo común*.

En conclusión, existen dos formas de terapia: el *prêt-à-porter* y el *a medida*.

El *prêt-à-porter*[5] es limitarse a pedirles a todas las personas alcohólicas que miren un cactus, o a todos los fóbicos, los neuróticos, los quejosos, que se tumben boca arriba entre 30 y 60 minutos y digan todo lo que les pase por la mente.

El *a medida* es crear una forma de encuentro, de terapia, no solamente diferente por persona, sino diferente también en cada sesión para la misma persona.

Identificar, localizar las generalizaciones

Conviene localizar las generalizaciones no solamente en el terapeuta, sino, con toda evidencia, también en el paciente, porque suelen frenar el movimiento natural de la evolución.

Podemos identificar las generalizaciones por las palabras utilizadas para describir una experiencia o una sucesión de experiencias. El acto mental de generalizar se traduce en el lenguaje mediante palabras como: *«todos, todas, todas las veces, nadie, nunca, siempre, en todos los sitios, en ninguna parte, por doquier, sin cesar, todo el mundo, en todas partes...»*.

Ejemplos:

- «Tuve un cáncer hace diez años; al mismo tiempo tenía dolores a ratos, y a veces fiebre. ¡Hoy, en cuanto tengo fiebre o me duele algo o tengo la mínima sensación física, me digo que es el cáncer que se está reactivando!». Esto es una generalización arbitraria de una secuencia pasada. De hecho, la mayoría de los cánceres están mucho tiempo sin síntomas, ni dolor, ni fiebre; y la mayoría de los dolores, sensaciones y fiebres tienen otra causa que no es el cáncer.

---

5. Así, ciertos estudiantes quieren diccionarios con TODOS los conflictos para no tener que pensar: ¡eso es el *«prêt-à-penser»!*

– Conduzco diez coches diferentes, TODAS LAS VECES tienen 3 pedales. Generalizo: ¡TODOS los coches tienen tres pedales! ¿Es verdad? ¿TODOS los coches tienen tres pedales? No, el undécimo tiene 2, tiene caja de cambios automática. Algunos tienen hasta cuatro (contando el freno de aparcamiento).

Las generalizaciones actúan como factores limitativos que *muchas veces* impiden el punto de inflexión en *la mayoría* de las personas. Siendo *más* o menos bloqueantes, *a veces* estorban al movimiento de la sanación.

Relativizar

Por esta razón es *preferible* evitar el empleo de estas palabras o, mejor, trabajar aguas arriba, sobre el sentido oculto, la razón inconsciente que nos impulsa a utilizar esas generalizaciones. Es como si necesitáramos un marco de referencia para vivir en el mundo, y aprovecháramos nuestras experiencias pasadas para generalizarlas en nuestras experiencias por venir, en todo lugar, en todo tiempo y en toda circunstancia.

Ejemplo: Una mujer declara que su marido la engaña. Se divorcia y desconfía de *todos* los hombres a los que conoce para no volver a sufrir *jamás*. Amaba a su marido y decide no volver a amar *jamás* a *ningún* hombre para no volver a arriesgarse a caer desde arriba.

4. «Quiero volver a ser como antes del problema»

Nada volverá a ser nunca como antes, ¡y mejor así!

A veces vienen personas a terapia con el **objetivo**[6] **de ser como antes.** Inmediatamente les digo: «Adiós, señor,

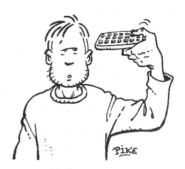

---

6. Es un objetivo infantil que se opone al cambio.

adiós, señora». Eso no existe. Eso ni siquiera es deseable y, además, no es realizable. Incluso a veces es ése su conflicto, su problema: la negativa a avanzar, *el rechazo a cambiar de nivel,* a dirigirse hacia algo nuevo; porque **sanar es aceptar lo extraño, la novedad, lo imprevisto, lo desconocido.**

Es decir, soltar para que nazca la sorpresa escondida.

Si el *soltar* es imposible, si la persona necesita controlar, dominar, es que opone resistencia al cambio. Detrás de todo eso me permito suponer que se tiene miedo a sí misma. Está en esa segunda categoría *(la goma)* de la que he hablado anteriormente, que es: «Si suelto, voy a descubrir que soy una persona malvada, mala, incapaz, incompetente, negativa. Por consiguiente, no confío en mí, evito entrar en contacto conmigo y entrar en mi interior». En el fondo hay algo Negativo. Lo Negativo no está en el exterior, está en el interior. Hay aquí una separación de lo real, de la experiencia directa. Hay creencias que oponen obstáculos a esa presencia dentro de sí mismo, tales como: «Soy demasiado viejo, tonto... para hacer esto», «No voy a ser capaz de hacer esto», «Es demasiado tarde», «El pasado no se puede cambiar».

Sanar nunca es volver a ser como antes. ¡Nunca!

Como afirma el doctor O. Soulier, cuando alguien tiene un cáncer, forzosamente habrá un muerto, «o bien yo y mi cáncer, o bien mi creencia y mi forma de ver el mundo que permitieron la aparición del cáncer».

5. ¿Sanación práctica?

Querer cambiar el exterior para no cuestionarse uno por nada del mundo.

En nuestra práctica, creemos poco en las soluciones prácticas. Cuando hay alguna, por lo general la encontramos espontáneamente o se produce ella sola a partir de los consejos del entorno. No reorganiza la psique. No favorece ninguna evolución de sí.

Ejemplo: «A resultas de un despido, siento una profunda desvalorización, mi gesto ya no tiene valor, y me empieza a aparecer reúma en los dedos. Vuelvo a encontrar empleo y se sana el reúma. Pero ¿qué fue lo que provocó dentro de mí ese resentir dramático, resentir que no apareció entre mis compañeros?».

Esa sanación práctica puede no durar, y al próximo drama puede reaparecer el reúma. Además, la evolución de la enfermedad reumática depende del exterior. *«El exterior tiene todo el poder sobre mí (sobre mi interior), ¡soy incapaz de bastarme a mí mismo!».*

Aquello que parece una sanación práctica eficaz no forzosamente lo es. Así, en el ejemplo siguiente, el terapeuta M. Erickson propone una solución externa que sí tendrá un impacto interno en el sujeto, permitiéndole evolucionar.

«Una mujer, médico en Massachusetts, escribió al doctor Erickson para preguntarle si él podía tratar el acné severo que padecía su hijo de 18 años. El doctor Erickson le respondió que no tenía necesidad de traerle al muchacho: bastaba que se lo llevara a pasar sus vacaciones de esquí habituales a un chalet. Que procurase que no hubiera ningún espejo en la casa y que su hijo no se viera en ningún espejo durante todas las vacaciones. El acné del joven desapareció en 15 días».

Esta sanación práctica sí actúa más en profundidad porque trata lo que en bio-descodificación llamamos nosotros el conflicto autoprogramante. En efecto, el acné procede de un conflicto de mancilla y de desvalorización estética. En este caso, ignoramos el *shock* primario. Lo que sabemos es que, en un adolescente, el verse en un espejo con un rostro lleno de granos estimula ese resentir de desvalorización estética y mantiene activo el acné. Muchas veces, el hecho de dejar de verse hace que salgamos del conflicto autoprogramante constituido por el acné.

A veces, detrás de la apariencia de una solución práctica eficaz, se encuentra un cambio producido en otro nivel diferente del plano práctico.

Ejemplo: La Sra. Canari [Canario] vive sola, tiene 80 años. Es viuda. Su única compañía es su canario. Todas las mañanas, le dice: «Buenos días, Fifí»… y Fifí hace «pío-pío-pío». Todos los mediodías, le dice: «¿Estás bien, Fifí?», «pío-pío-pío». Todas las noches le dice: «¡Buenas noches, Fifí!». De hecho, ese canario es el compañero con el que habla. Una mañana, como todas las mañanas, se levanta y dice: «Buenos días, Fifí» y Fifí no contesta. Se acerca a la jaula: Fifí está muerto, tirado entre sus heces; ha muerto de muerte natural, ha vivido su vida de canario. Ya no tiene compañero para hablar. Se echa a llorar. Se queda sentada en el borde de su cama, ya no tiene razón para existir. Se ha identificado con: «Yo soy la compañera del canario» y «El canario es mi compañero». Al cabo de unos días, a esta señora, muy delgada, se le presenta una hemorragia rectal. Va a consultar al hospital. Le insertan un tubo y le dicen: «Tiene usted 80 años, ¡tiene cáncer de recto! Es de evolución muy lenta, usted es muy delgada, no le podemos hacer nada, vuelva a su casa». Ella, dado que ya había alcanzado su esperanza estadística de vida, se vuelve a su casa para morir. Le dicen que vaya todos los meses para controlar en qué momento se va a morir. Esto, en cierto modo, le va a salvar la vida…

Sus hijos estaban fuera por desplazamiento laboral. A su regreso, vuelven a ver a su madre, que está destrozada y caquéctica. Le preguntan qué le pasa. Les dice que tiene cáncer de recto, que está esperando la muerte, que ya no le quedan más que unas semanas…

Los hijos llevan a su madre a consultar con el doctor Fifo. Éste comprende rápidamente la causa de su enfermedad: la Sra. Canari no acepta la muerte del canario, porque eso la deja sola y sin razón para continuar viviendo. Les indica un sitio en el que podrán encontrar un vendedor de pájaros para que puedan comprar un canario idéntico en todo al anterior. Que lo metan en la jaula y ya está.

Lo hacen exactamente tal como se ha prescrito. Meten el canario en la jaula y lo llaman Fifí. Al día siguiente por la mañana, la Sra. Canari se levanta y oye «pío-pío-pío»… «¡Ah! Eres tú, Fifí»…

Y se reanuda la historia. Al mes siguiente, la señora regresa al hospital para ver cuándo se va a morir y le dicen: «No lo entendemos, le ha desaparecido el cáncer de recto».

Evidentemente, ésta es una solución práctica. Es práctica en el sentido de que se ha puesto un canario nuevo. Mientras haya canarios, ella tendrá su solución. El problema se plantea si, de hecho, no se pueden encontrar más canarios.

Si alguien no se entiende con el vecino y puede mudarse de casa, eso no arreglará más que la superficie de las cosas. ¿Y por qué no? Si obtiene cierto confort, ¿a fin de cuentas no es eso lo que hacemos cotidianamente con diferentes manías pequeñas que tenemos?

Ahora bien, ¿cuál es nuestro objetivo? ¿Informar, proponer varios estilos de tránsito hacia la sanación, de evolución, de conciliación con la vida, de reintegración? ¿A qué nivel de profundidad hay que tratar?

La solución práctica que proponemos ¿permite una evolución, y cuál? Y, sobre todo, ¿es ésa la demanda del sujeto?

B. ¿Qué es lo que hace que el acordeón se abra? ¡Se abra! Se abra... ¿Y cómo actuar?

1. Ser flexible

Es la elasticidad de los engarces la que permite que haya movimiento entre las piezas del instrumento musical.

¿Esto qué quiere decir en terapia? La elasticidad es tanto la del paciente como la del terapeuta flexible a todos los posibles. Esto, entre otras cosas, viene a ser equivalente a **eliminar las creencias limitantes** del paciente y del terapeuta, y luego **crear un espacio sagrado,** de re-creación, de recreo.

El lugar de la terapia debe ser un espacio de **seguridad y libertad.**

El tiempo de la terapia está a la vez **fuera del tiempo** y de todos los tiempos. El paciente fue herido en tal edad sin tener solución. El terapeuta le permite recuperar ese instante de sufrimiento y, al mismo tiempo, la emoción que va unida a él. El paciente puede así sanar y atravesar aquello que no pudo ser atravesado. Por desgracia, al hacer que vuelva a entrar en contacto con aquel momento de sufrimiento no resuelto y que en aquella época no tenía solución, puede también padecer ese drama de nuevo y añadir desesperación, juicio, violencia...[7] a ese sufrimiento pasado, si el terapeuta es, por ejemplo, torpe.

Ejemplo: Una paciente tiene insuficiencia respiratoria. Inspira muy poco aire, espira muy poco también. Tiene un volumen respiratorio muy reducido. Esta patología apareció a raíz de haber vivido una sucesión de dramas monstruosos, desde hace veinte años. Al escucharla, no veo un resentir específico; están todos. Ha vivido angustia, ira, tristeza, asco, desvalorización y otras cosas más. Al final de la entrevista, lo que sale a relucir es que ella, en aquel momento, decidió bloquear sus emo-

---

[7]. A veces, por seguridad, invitamos a los pacientes a que se pongan en contacto con la solución antes de entrar en contacto con el problema.

ciones porque nadie se la tomaba en serio, ni su familia cercana, ni los médicos, ni los profesionales. Todo el mundo estaba loco sobre la Tierra; nadie la escuchaba en lo que ella había vivido. En aquel momento, **se impidió a sí misma intercambiar cualquier realidad emocional,** que permanece **bloqueada**[8] en ella.

Para permitirle decir esto, hizo falta una infinita paciencia, una infinita dulzura; hizo falta que ella se sintiera infinitamente en seguridad para poder empezar a soltar una lágrima, a salir de ese espacio interior, y a distender su fuelle, en este caso respiratorio.

Las emociones se acompañan de fenómenos respiratorios en cierto número de casos; en otros casos los fenómenos son digestivos. El ruido[9] de las vísceras nos informa de que la persona está ahí en transformación, en integración.

2. Ser receptivo

Con bastante frecuencia, lo que cuenta no es tanto el papirotazo terapéutico (la frase, el acto…) como saber crear un estado de receptividad en el paciente. La calidad de la relación –paciente/terapeuta, paciente/amigo, etc.–, permite que se abran los guardianes del inconsciente, permite regresiones a la edad de la infancia. En el transcurso de este período de improntas es donde es fácil el **aprendizaje,** es decir, el cambio.

Así, el estado de conciencia del paciente en el momento del papirotazo es fundamental, forma parte del papirotazo. Ésta es la razón por la que la hipnosis es una poderosa herramienta.

3. Aceptar ser alumno: ¿Terapia o aprendizaje?

A veces la sesión de terapia parece una clase, una enseñanza. A veces ciertas clases (ponencia, conferencia, formación…) tienen función de terapia y generan sanaciones. Ésa es toda la diferencia entre lo implicativo y lo explicativo.

---

8. Intercambiar y bloquear son aquí las palabras maestras de la situación conflictual respiratoria.
9. Os invitamos a estar atentos a los ruidos de respiración, de tos, de bostezo, etc.

1.er ejemplo: **Aprender**
La metáfora de la bici: un niño ve a sus amiguitos montar en bici y se pregunta cómo es posible mantenerse encima de esa máquina tan inestable. Lo intenta…, se cae una y otra vez. ¡Para él, mantenerse encima de dos ruedas tan finas es una dificultad, incluso una imposibilidad! Con la ayuda de un tercero, aprende a pedalear, a coger confianza. Finalmente, en un momento dado, se da cuenta de que está pedaleando creyéndose sostenido, cuando no es el caso: su apoyo ha quedado atrás. Pero la idea de estar sostenido crea la misma experiencia interior que el estar realmente sostenido. El inconsciente ha caído en el engaño, ¡y tanto mejor!

Sabe montar en bici. Eso le abre un espacio de libertad. Sabe montar en bici, puede montar cuando quiera, pero nada le obliga a hacerlo. Ese conocimiento, esa capacidad está ahora en él, es suya. Quince años más tarde, se queda sin gasolina en el coche; puede coger una bici para ir a buscar carburante.

2.º ejemplo: **Solución externa**
Tengo hambre, a mi lado hay cosas para poder comer, me sirvo, esto no es un conflicto. Conozco la estrategia cuando tengo hambre, consiste en comer.

3.er ejemplo: **Doble coerción y novedades**
En este caso, no hay solución satisfactoria, no hay solución que satisfaga a todas las partes que tengo dentro de mí. Tengo hambre, hay para comer. ¡Pero está prohibido tocar la comida! Ahí se me propone crear una nueva estrategia: ¿qué hago? ¿Entrar en conflicto conmigo mismo? Estoy en doble coerción…

Si satisfago mi necesidad de alimento, no satisfago mi necesidad de respetar el orden y puedo sentirme culpable.

Si respeto el orden, no he respetado mi necesidad biológica de alimento y me siento cada vez más hambriento.

Sea cual sea el ejemplo vivido en términos de límite y de doble coerción (ej.: tengo hambre y está prohibido), hay varias maneras de reaccionar:

- No me muevo.
- Pongo movimiento. Es decir, que, a pesar del problema, no me quedo paralizado. El movimiento puede ser:
  - mental,
  - físico,
  - emocional,
  - un movimiento que he aplicado en otra situación y que me ha permitido salir del paso,
  - un movimiento inédito, una idea nueva: una creación o una invención, ¡un aprendizaje!

En cada nueva situación, en cada nueva dificultad, ¿cuál es la estrategia que me conviene? Puedo recurrir a mi memoria inconsciente o crear una estrategia nueva, así habré aprendido algo nuevo, que puede ser adecuado con la evolución del entorno o no. Ese **aprendizaje** es propio de la época en la que estoy.

Mi estrategia para aprehender la cosa de la que se trate, cuando me encuentro con la cosa, hace que eso ya no sea un conflicto, sino un aprendizaje o un mensaje de vida.

4. Descubrir diferentes niveles de tránsito hacia la sanación

Alguien no se entiende con su vecino; se puede mudar de casa, ésa es una solución en un nivel. En otro nivel, su vida entera puede cambiar, e incluso puede modificarse su propia percepción de la vida.

«No me entiendo con mi vecino, ¿qué solución encontrar a mi malestar?

- Mato al vecino.
- Me mudo de casa.
- Me quedo ciego y sordo.
- Decido amar a mi vecino sea cual sea su actitud.
- Veo en mi vecino una oportunidad de crecimiento.
- ¡Mi vecino, en realidad, es Dios! Y, haga lo que haga, es lo mejor que me puede pasar.
- …».

Algunos místicos o maestros espirituales tratan el alma y el cuerpo. Cristo, con su presencia, permite una sanación inmediata del cuerpo y de la mente, ya sea un paralítico, un leproso o un ciego. Y esto, él lo permite mediante una frase. No le pidió al paralítico que se mudara de casa. Tampoco, creo yo, le habría pedido a la señora anciana de antes que se comprara otro canario. ¡Con sólo un **contacto en profundidad** pueden cambiar muchas cosas!

a) El primer nivel de sanación es fenomenal, anecdótico, puntual:
Se puede cambiar el exterior de una manera superficial. Es una solución externa. Esto quiere decir que mantenemos a la persona en una dependencia de elementos externos (el canario en ese ejemplo, el silencio para otro). Así pues, se mantiene una dependencia, una manía.

b) El segundo nivel de Sanación es psicológico:
Se puede hacer el duelo de ese canario, emprender una psicoterapia, llorar a ese canario, simbolizar a ese canario, hacer una tumba. Cerrar el tema.

c) El tercer nivel de Sanación es el del sentido biológico programado:
Podemos ir más alá de ese acontecimiento *desencadenante*[10] y encontrar tal vez otra historia de canarios, una historia *programante*. *Tratar* ese acontecimiento programante le permitirá a la persona hacer el duelo del canario.

Por ejemplo, podemos suponer que, de niña, esa persona tenía ya un pájaro al que le daba mucha importancia. Esa relación era importante porque, quizá, no había ninguna comunicación en la familia. Así, el haber podido hablarle a un pájaro, un día en el alféizar de la ventana, o a un gorrión, fue como un rayo de Sol salvador. En ese caso, el hecho de recuperar ese acontecimiento permite sanar de manera un poco más profunda o menos superficial.

---

10. *Véase* bibliografía, *Mon corps pour me guérir.*

d) El cuarto nivel de Sanación es el transgeneracional:
Su abuelo o bisabuelo era halconero. Gracias al pájaro tenían asegurada la vida. O bien la abuela salvó la vida porque pió un pájaro. Eso explicará por qué esa mujer le da tanta importancia a su canario.

Podemos continuar esta profundización de la terapia como un viaje de espeleología y encontrar por qué, finalmente, esa niña se implicó tanto con ese canario. ¿Qué expectativa tenía esa persona? ¿Qué imagen de ella misma recibió, y qué sentido les dio ella en aquella época a los conflictos familiares? Esta forma de terapia dirige a la persona hacia un estado de responsabilidad, ella se hará partícipe de su propia vida, es decir, más autónoma. Ya no será dependiente, no se sentirá una víctima del mundo exterior. Llegamos aquí a un estrato profundo, sanador en una medida más amplia, porque sana aguas arriba numerosos problemas posibles. Esta posibilidad es generadora de confort en varios planos, y va acompañada de un mensaje de autorresponsabilidad.

5. Responsabilizar a la persona

Uno de los objetivos de esta profundidad de sanación es **responsabilizar a la persona**,[11] hacer que pase del estado de víctima al partícipe.[12]

Advertencia benevolente: ¡Responsable no es culpable!

Responsable viene del latín *respondere,* que corresponde a la palabra «responder». Aquí, tiene el sentido de «que debe responder de sus actos», «decir como respuesta». Más tarde, en el siglo XIII, significará «avalar a alguien». Aún más tarde, en el siglo XIV, será «estar conforme».

Culpable viene del latín *culpa* (término eclesiástico) que quiere decir: «falta, pecado».

Culpabilidad es primo de la palabra «culo». El culo es la parte que uno no ve con sus propios ojos, pero que sí ven todos, es la mancha, la sombra, la parte vergonzante. Se reconoce el origen social del campe-

---

11. Algunos dirán crecer, evolucionar.
12. Nuestras enfermedades están para sanarnos.

sino mirando su culo manchado de tierra.[13] Job está sentado en su montón de estiércol, está con el culo en el suelo, el culo sucio. El culo indica sumisión, sodomía (entre los perros y los monos, el dominante sodomiza a los dominados).

En cambio, responder (responsable) indica afrontar, hacer que salga por la boca (oralidad), poner delante de uno, y no por detrás, o más bien que no nos manche por detrás lo infecto, lo sucio, la enfermedad, la infección que hay que expulsar. Se trata de verbalizar, expresar, sacar a la luz, regurgitar lo que está mal asimilado para *com-prender* (en latín: asir mediante el pensamiento). Una vez que se ha asido el problema, se convierte en una herramienta, un arma; en resumen, en una experiencia que hemos convertido en positiva.

La culpa está en relación con la falta. La responsabilidad está vinculada al error.

A propósito del perdón: mucha gente estima que perdonar es la cosa más hermosa que hay. ¿Es éste realmente el caso? Si queremos perdonar a alguien, eso implica que es culpable. No se puede perdonar a un inocente. Y, si él es culpable, es que yo le he juzgado y declarado culpable. ¿Quién me da derecho a juzgar a mi vecino, a declararlo culpable y a estimarme yo tan grandioso como para perdonarlo?

6. *Salir del juicio*

Nuestros interlocutores suelen confundir una falta y un error. Es decir, cuando no les sale algo, cuando algo está «mal hecho», dicen que es una falta. Mientras que con mucha frecuencia no es una falta –lo cual implica un juicio–, es solamente un error.

Por ejemplo: yo tenía que llegar a las 14 h. Me he confundido de hora y hasta las 14:30 h no llego. No es una falta, es un error.

Hay confusión respecto al sentido común. Muchas veces estamos acostumbrados a ver a través del juicio, de la culpa. El juicio suele ser nuestra primera referencia.

---

13. «Culo» se dice en francés *cul,* lo cual da pie a la conexión con «culpabilidad». Por otro lado, para no dañar la continuidad del texto, adapto la expresión *cul-terreux* con la que se designa en francés despectivamente a los campesinos. *(N. de la T.).*

Uno de los aspectos de la terapéutica consiste en salir del juicio. No juzgamos que no haya que juzgar..., sino que invitamos a no estar permanentemente juzgando, a que te regales momentos en los que estés fuera del juicio. Fuera del juicio son posibles ciertas cosas. Cuando se juzga, ciertas cosas son completamente imposibles y están bloqueadas. Así, en la relación de terapia, el hecho de acoger permite la apertura y después la confidencialidad. Si quieres juzgar..., ¡cambia de oficio!

En conclusión, hay una distinción interna, a la vez psicológica y emocional, entre la falta y el error. La falta implica un juez, un denunciante y un culpable.[14] El error implica una evolución con un objetivo. Porque en un momento dado nos hemos equivocado de camino, hemos preferido tomar uno antes que otro. ¿Hay culpables, hay víctimas? Lo ignoramos. Pero lo que sí es seguro es que ¡hay jueces! Pero en el plano de la biología pura, ¿quién nos autoriza a juzgar?

Uno de los pocos criterios que nos permitiría juzgar es el sentido de la vida de la especie, su supervivencia. Nuestro comportamiento, nuestras acciones, nuestros pensamientos, etc., ¿van en ese sentido o no?

El conflicto nace muchas veces de la contradicción entre ese sentido de la vida (eterna, absoluta) y el de una cultura (momentánea, relativa).

La falta, lo que de ella se deriva, es un sufrimiento. La falta está en referencia a lo negativo. Cuando a uno le tiene agobiado una falta, o es acusador de una falta, lo que hay que hacer es alejarse de lo negativo.

Cuando estamos en referencia al error, estamos en un proceso dinámico. Hay un error en relación con el éxito, en relación con el logro, y vamos a ir hacia algo positivo.

Cuando hay falta, hay potencialmente enfermedad. Cuando hay error, hay *feed-back*.

Hay una diferencia entre la culpabilidad intelectual y el sentimiento de culpa, que es uno de los factores de las *resiliencias*.[15]

---

14. La culpa es una de las grandes causas que llevan a los hombres a la enfermedad y a la muerte.
15. *Véase* Boris Cyrulnik en la bibliografía.

Por ejemplo, un niño que ha sido violentado *tiene que* mantenerse en ese sentimiento de culpa para conseguir que, cuando reelabore su historia, él pueda ser un **sujeto** de la historia con una parte muy pequeña de responsabilidad. Así puede superar la etapa psíquica de esa historia. Si no existe el sentimiento de culpa, el niño es **objetivado;** lo cual provoca que a su psiquismo le resulte insoportable y pueda virar hacia la patología. Hay que diferenciar las dos cosas. Esto es lo que propone M. Cyrulnik. Define la culpa en relación a los demás, el *sentimiento* de vergüenza, el *sentimiento* de culpa es algo que pertenece a la persona, al igual que la facultad de reelaborar un acontecimiento mal vivido.

Lo que cuenta es poder reelaborar, es decir, estar activo y dejar de ser víctima.

Buscamos los elementos mínimos universalmente presentes en la evolución, el cambio, la sanación. Y sentirse culpable no parece ser algo indispensable para elaborar sentido, para sanar. Por el contrario, muchas veces parece ser un freno.

La pregunta es: ¿cómo es posible que incluso un niño de tres años conserve ese sentimiento de culpa? ¿Es esto algo «innato» en la persona? ¿Lo ha aprendido por impregnación de sus padres, que a su vez se sienten culpables de algunas cosas no dichas? ¿O procede de adultos intensamente culpabilizadores?[16]

Puede ser mucho más simple que eso. El niño es el centro del mundo en su ilusión narcisista, egocéntrica. Ocurra lo que ocurra, él, glorioso o culpable, es el creador de su mundo. Si sale el Sol, es él quien hace que el Sol salga. Si los padres se divorcian, es él quien lo origina, ¡cree él! Si lo violan, es él quien lo ha provocado… ¡Él es el centro del mundo, el único responsable de su mundo familiar!

Así, para poder existir, necesito tener un fuerte sentimiento de ego. La identificación es indispensable en un momento dado; después se convierte en un obstáculo. El egocentrismo es indispensable en un principio; después se convierte en un obstáculo. Cuando la agresión

---

16. La culpa es uno de los medios preferidos por los padres y los maestros para garantizar la educación; la doma de los niños y de los alumnos.

se produce durante la infancia, el interesado construirá la creencia siguiente: «Forzosamente el responsable soy yo, puesto que soy yo quien hace que salga el Sol».[17] Cuando me doy cuenta de que el otro es potencialmente libre, como yo, me vuelvo libre; dejo de ser responsable de la agresión o de cualquier otra cosa. Es él el malvado. Yo soy responsable de mi resentir, pero no del acto del otro.

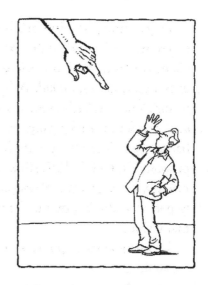

✶ Un ejercicio terapéutico: El proceso judicial

¿El paciente es culpable o no culpable? Yo, como terapeuta, no tengo punto de vista. No digo que sea cierto o que sea falso; si no, me convierto yo también en juez. Si digo de la persona que no es culpable, me volveré a enrollar en la problemática del juicio. En cambio, *puedo invitar a la persona a ser ella el juez.*

A esta niña la molió a palos su hermano mayor, sufrió tal drama o tal otra cosa. Ella se juzga culpable de lo que ocurrió.

El ejercicio se desarrolla así: yo le describo exactamente el acontecimiento padecido. Le digo que ahora ella se convierte en un juez. «Está usted mirando a una niña que no es usted y está acusada de lo mismo; debe pronunciar un veredicto: ¿culpable o no culpable? ¿Cuál es la pena a la que se expone?». Pongo al sujeto en el exterior de la escena traumática… y todas las veces aparece la evidencia: «No culpable». No culpable ese feto de 3 meses de haber obligado a sus padres a casarse. No culpable ese niño de 8 años de la agresión sexual de su tío. No culpable esa adolescente del niño que le hizo su propio padre. No cul-

---

17. Ésta es la ilusión de la omnipotencia infantil.

pable ese muchacho del suicidio de su madre. No culpable. ¡No culpable! ¡No culpable!

Este ejercicio terapéutico utiliza la *disociación,* es decir, ponerse uno fuera de sí mismo; esto nos permite «ver de otra manera» las cosas y vernos a nosotros mismos como otra persona. Muchos pacientes que se juzgan culpables son más indulgentes con los demás que consigo mismos. Este protocolo da la posibilidad de percibirse uno a sí mismo tal como percibe a los demás, con distancia, indulgencia, amistad y a veces amor.

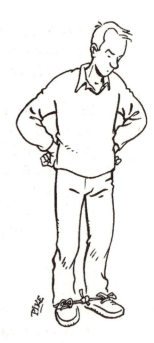

Buen número de pacientes, varones y mujeres, tienen hoy un comportamiento de reparación para con sus propios hijos o con personas que los rodean. «*Les damos a los demás lo que a nosotros nos habría gustado recibir; protegemos a los demás de lo que nosotros hemos sufrido*».

El ejercicio es un deslizarse, una etapa que conduce hacia un reencuadre de sentido. La terapia es con mucha frecuencia –¿acaso no lo es siempre?– un reencuadre de sentido en relación con los elementos del pasado o en relación con el futuro.

El reencuadre de sentido es válido para todas las edades. La única diferencia es que cuando somos pequeños no tenemos libre albedrío, no tenemos libertad de pensamiento.[18] El sentido pasa por los padres, ellos son el filtro y la referencia.

Desconfiemos de otro escollo que es el de ser irresponsable, negligente.

En un extremo, hemos encontrado a personas que se juzgan culpables de todos los males de la Tierra, tanto del hambre como de la guerra. La otra caricatura, el otro exceso está representado por los individuos que acusan a los demás de todos sus males y dicen no ser

---

18. Tenemos el potencial –*le pote en ciel (N. del A.).* En francés, *potentiel* (potencial) suena exactamente igual que *pote en ciel:* un amigo en el cielo. *(N. de la T.)*

responsables de nada, ¡ni siquiera de sus emociones! «Si estoy enfadado por haber suspendido los exámenes, la culpa es del otro!».

De ahí el interés, para poder cambiar, de ser:

- **Responsable del propio resentir.** Porque a veces el paciente viene con un discurso que sitúa a un *culpable* fuera de él: «Estoy enfermo por culpa de las corrientes de aire, de mi madre, de mi infancia, de mis compañeros, de los microbios, etc.». Esta actitud impide cualquier cambio.[19] «Siendo víctima del exterior, quien tiene que cambiar es el exterior, no yo». Ser partícipe viene a ser tanto como responsabilizarse uno de su resentir.

    Ciertamente, el otro me descuida, me insulta, ¡me abandona! ¡Pero soy *yo* quien siento el **resentir** que tengo *yo!* Soy *yo* quien crea el resentir que siento en todo instante. ¡Así el cambio se vuelve posible y duradero, porque solamente depende de mí!
- **Responsable del sentido.** El mundo no tiene sentido en sí. Quien le da sentido soy yo, mi inconsciente y, dentro de él, los aprendizajes conscientes e inconscientes, personales, familiares y culturales. Yo me puedo hacer consciente de eso, y después autor.
- **Responsable del acontecimiento.** La etapa siguiente es: «Yo no soy partícipe del acontecimiento, soy creador de acontecimientos, o cómplice o, según las creencias, amigo». Esto quiere decir que el acontecimiento que viene está repleto de sentidos y de posibles.

    No es: «Yo soy la víctima». No es: «Yo soy responsable». Es: «¡Gracias, Fifí, por haber muerto, gracias, jefe, por haberme despedido!». Llegamos a otra profundidad, que es que todo, o casi, es experiencia de evolución. La pregunta pasa a ser: «¿Qué podría aportarme esta aparente desgracia?». No es casualidad que lo sagrado me proponga esta experiencia. Es para permitirme evolucionar.

---

19. Muchas personas esperan el cambio del exterior, de los días mejores..., ¡que continúen!

Si estoy confrontado con una madre que me abandona, soy yo quien he aceptado implícitamente esa madre en cierto momento al encarnarme. (Esto no es más que una hipótesis, por supuesto).

La conclusión que se impone en ese caso es: **haciéndome responsable del síntoma... descubro cierto poder sobre ese síntoma...** Ésta es una condición *sine qua non* para que el acordeón de la sanación se abra y me tararee nuevas melodías.

C. Darle un marco al cambio

1. El momento de la sanación no se produce en el momento en que creemos, sino antes de ese instante.

Al igual que suele haber un *conflicto* programante, suele haber una *sanación* programante. Con bastante frecuencia, el paciente, **antes** de entrar en contacto con su terapeuta, **antes** de que éste le diga lo que sea, está ya potencialmente curado. Está en el devenir *potencial* de estarlo, y esto porque ya:

- ha aceptado la definición del terapeuta,
- ha aceptado evolucionar,
- ha alcanzado una memoria de sanación que entra dentro del marco de sus ciclos biológicos.

Proyecto de sanar: La creación y lo increado

- *Cuando las olas del pensamiento se precipitaron fuera del océano de la sabiduría, la sabiduría les confirió el don de la palabra y de la voz. La forma nació de la palabra y después volvió a morir. La ola se retiró de nuevo al mar, la forma vino de aquello que es sin forma y regresó a ello porque en verdad es a él a donde regresamos.*
- *Cuando la apariencia de la enfermedad, esa broma, brotó del océano de la salud y de la santidad, ésta le dio forma, apariencia, ilusión. La enfermedad así vino al mundo y luego murió. Se retiró de nuevo al océano de la salud.*

- *La forma vino de aquello que es sin forma, el «yecto» vino del proyecto y ese «yecto» dará nacimiento a otros proyectos.*[20]
- *Cuando el proyecto, el sueño y el deseo brotaron del océano de la sabiduría, esa sabiduría les dio forma. Y así proyectos, sueños y deseos se convirtieron en materia, se convirtieron en enfermedades, se convirtieron en casas, prisiones y hospitales.*
- *La forma vino al mundo, un día desapareció, para regresar allí de donde había venido.*[21]

La sanación, la enfermedad. ¿De dónde viene esto, adónde va? ¿Hay un principio, hay un final? ¿Es una ilusión o una realidad o una ilusión de realidad o la realidad de una ilusión?

La sanación real se produce después de la sanación aparente. Es un proyecto inconsciente, un sueño, una intención. Podemos recuperar aquí la noción de proyecto-sentido descubierta por el Sr. Marc Fréchet (véanse *Mon corps pour me guérir* y *Des ancêtres encombrants*).[22] Antes de toda fase material (visible, perceptible, aparente), existe una fase inmaterial, de proyecto. Consideremos el proyecto de escribir un libro: el libro todavía no existe. Consideremos el proyecto de sanación: la sanación tiene sentido, pero aún es invisible, está oculta; a ello después le sigue la sanación aparente, visible, objetiva.

En los casos de las sanaciones a las que llamaré milagrosas, existe verdaderamente la intención fortísima de sanar. Si los pacientes no tienen la intención de sanar, no funciona. En nuestra experiencia, cada vez que los pacientes han tenido consciente e inconscientemente la intención de sanar, se han curado. En esos momentos, están tensos

---

20. El término original *(jet)* que adapto como **yecto* no existe como palabra propia en castellano, pero quedan rastros de él en términos como «eyectar», «eyacular», «jaculatoria», etc. La traducción de *jet* es «chorro», «surtidor» y términos análogos, que contienen la idea de algo que brota con fuerza y espontaneidad, pero ni ese sentido ni esas traducciones me parecen adecuados para este contexto. Por eso y por el juego que se establece entre **yecto* y *pro-yecto* me permito la adaptación. *(N. de la T.)*.
21. Texto, adaptado libremente por los autores, del maestro sufí Jalaluddin Rumi.
22. *Véase* la bibliografía al final del libro.

hacia la sanación, en actitud de: «¿Dónde tengo que apretar para quedar sanado? ¿Dónde está el botón, dónde está el interruptor, dónde está el conmutador?». De todos modos, hagamos lo que hagamos o digamos, estará bien (a condición de ser serios, sinceros). El *ser*, en este estadio, prima sobre el *saber*, o el parecer.

Cuando el paciente está listo, hace falta muy poca cosa para hacer que rebase el punto de inflexión. El sentido puede estar en preparar ese momento.

Para saber si el paciente está listo o hay que prepararlo, hay que observarlo. Los pacientes lo *dicen*. Cuando el alumno está preparado, aparece el maestro, dicen los antiguos.[23]

La historia de la niña que tenía anginas: Gina
Viene a la consulta una mujer de 34 años, acompañada de su marido. Para ella es una urgencia, le duele mucho la garganta. Durante el examen, pronuncia 2 o 3 frases. «Llevo unos 3 o 4 años tomando antibióticos, 20 días al mes para las anginas, y sigo con anginas. Estoy harta, quisiera curarme». Es una constatación y una demanda, acompañadas de una ligera emoción. Si se hubiera expresado con ira, eso habría podido querer decir que tenía una cuenta pendiente, lo cual habría sido un bloqueante para el tratamiento.

El marido, sentado al lado de ella, es bastante callado. La paciente afirma: «Haré lo que sea para sanar». Yo cojo la frase al vuelo y le pregunto si realmente está dispuesta a hacer algo para sanar. Me contesta que lo que haya que hacer, lo hará…

Interrumpo el examen y le pido que abrace a su madre. Se queda sin reacción. Vacila. Empieza a andar por la habitación. Señala que su madre no está allí. Le digo: «Eso no tiene ninguna importancia, usted lleva un bolso de mano grande, cójalo en los brazos y haga como si fuera su madre, abrácela fuerte y dele un beso». Ella vuelve a su butaca. Su marido no se ha movido. La ve pasar, coger el bolso, nueva vacilación… Ella coge el bolso entre los brazos, lo estrecha fuerte y le da un beso y se echa a llorar. Esto dura unos minutos; le pregunto si está re-

---

23. Es el alumno el que hace al maestro, y no a la inversa.

suelto el problema. La respuesta es ¡SÍ! Le digo que, eventualmente, al día siguiente podrá tomar una dosis de homeopatía, pero no es seguro que sea útil. Y añado. «Es posible que la mayoría de las enfermedades se puedan curar así». La señora se va.

Tres meses más tarde, vuelve a presentarse con su marido y me dice que ha funcionado, que ya no ha vuelto a tener anginas y que no ha tomado más antibióticos. Ahí me entero de que su madre murió cuando ella tenía seis meses, abrasada viva mientras calentaba un biberón delante de su hija.

El código biológico de la angina[24] es: «Quiero atrapar la presencia de mi madre o de alguien, de algo igual de importante que ella, para sentirme seguro/a».

2. Múltiples esferas de sanación

Podemos preguntarnos si tiene que ver algo la inteligencia en la sanación; ¿se sanan más deprisa las personas inteligentes?

Esa mujer, cuando se le propone algo, lo toma; establece un vínculo, encuentra un sentido y se cura. A veces la historia conflictual de ciertas personas es evidente; no obstante, ellas nunca establecerán la conexión. ¡Se podría creer que son estúpidas! En realidad el problema no está ahí.

Ciertas personas no comprenden nada, en el sentido intelectual, confían y se curan. Otras personas necesitan actuar para sanar. Otras necesitan *comprenderlo todo*. Muchas veces se trata más bien de un acto de fe...

Podemos preguntarnos a nosotros mismos: «¿Dónde pongo yo mi consciencia y mi confianza? ¿Cómo debo proceder para sanar?» En este sentido, podemos hablar de la esfera natural de sanación.

Se les propuso un ejercicio a los alumnos de un curso. Les pedí que buscaran una experiencia, un recuerdo de sanación natural, espontánea, de evolución favorable, un tipo de experiencia durante la cual hubieran observado *un antes* y *un después,* una experiencia en cuyo desarrollo hubiera ocurrido algo.

---

24. Angina = *angor* = apretar.

Les pedí que encontraran y luego que definieran cómo había funcionado aquello *espontáneamente*.

Algunos me dijeron *«comprendí»*, otros *«yo aprendí»*, otros *«yo sentí»*, otros *«yo hice»*. Había varios modos de sanación, varias maneras de hacer, de experimentar, de vivir, de estar en el desarrollo de ese tránsito. Aquello fue variado y muy interesante.

Hay varias esferas de funcionamiento. El terapeuta intelectual y mental trabajará espontáneamente con más facilidad con personas intelectuales que, igual que él, necesitan analizar, comprender, para evolucionar.

¡Muchas veces el terapeuta cree que los demás sanan con la misma modalidad que él!

Es un error –muchas veces una limitación– creer que todo el mundo tiene la misma experiencia del mundo, que no hay más que una única manera –la del terapeuta– de sanar o de pasar el punto de inflexión hacia la sanación.

Las personas a veces sanan en un instante; escuchan, recogen las informaciones, establecen vínculos. ¡Clac! ¡Clac! ¡Clac! Va muy rápido. No oponen **resistencia**.[25] No voy a decir que no son inteligentes. Digo que no oponen resistencia. No es lo mismo. Están en actitud flexible.

La resistencia consiste en bloquear la manera de establecer vínculos, la manera de atrapar el papirotazo para sanar. Los *resistentes* bloquean su mente para no evolucionar, para no crecer, para no aprender. Su objetivo, su intención positiva suele ser no crecer, seguir siendo niños, por ejemplo. Para ellos, la sanación puede pasar por la prescripción de una tarea, o de actos, o por objetos simbólicos. En esos casos hay que sortear sus resistencias.

En cambio, uno de los éxitos más nítidos y de entre los más rápidos que he tenido es el caso de un hombre que tenía cáncer de laringe. Estuve con él tres cuartos de hora. Se presenta con una radiografía efectuada antes de la entrevista y que mostraba un cáncer. Una nueva radiografía de la laringe atestiguará objetivamente, dos semanas des-

---

25. La resistencia: encontramos esta situación en los sujetos de tendencia diabética: ¡oponen resistencia! ¡Todo con tal de no ceder!

pués de la entrevista, la desaparición del cáncer. Es un hombre muy simple, rústico, zafio. Su modo de relación es de **confianza,** él es sensible. No tiene bagaje. No es estúpido, pero, en términos de comprensión, aquello de lo que se trataba no operó ahí.

Para sanar, la persona no **se niega** a comprender. Ya no está en esa crisis de adolescencia, de oposición, de regresión.[26] Ya no se niega a sanar. Ya no se niega a ser inteligente. Ya no se complace en una especie de tontería. Deja a sus neuronas libres, tranquilas: eso es la flexibilidad mental.

Metáfora: El caballo
Es un caballo terco y que da topetazos contra el obstáculo. ¿Tiene miedo a experimentar, miedo al fracaso o a ser incapaz?

El paciente que opone resistencia al cambio no es que no sea inteligente. A veces lo es demasiado. Como ya hemos escrito, controla, no quiere soltarle la brida a su inconsciente, como si tuviera miedo de él, miedo a descubrir *cosas* en su inconsciente. Es terco. Da topetazos contra la dificultad hasta que acepta franquear el obstáculo. *Tiene las neuronas tercas.*

Entonces, ¿qué hacer? ¿Hay que ser siempre consciente de todo para sanar: toma de conciencia o de inconsciencia?

3. La toma de inconsciencia
1. ¿Qué es el estado de vigilia? ¿Es diferente del estado de sueño?

¡Por supuestísimo que lo es! Cuando soñamos ignoramos que soñamos, por supuesto que hay que estar despierto para saber que hemos soñado. Con entrenamiento, ciertas personas toman conciencia de que están soñando. Pero esa parte que toma conciencia está fuera del sueño, es espectadora. ¿Dónde está esa parte?

De todos modos, hay que extraerse de la experiencia para saber que se trata de tal experiencia. Sin disociación, no podemos saber lo que vivimos. Todo esto me hace pensar en el tránsito hacia la sanación. Es

---

26. El diabético, en la construcción de su yo, ha elegido oponerse; para que un diabético sane, muchas veces hay que levantar un candado de resistencia.

una forma de despertar, de toma de conciencia o de inconsciencia, que es una disociación respecto del problema, del propio malestar, para, de algún modo, quedar asociados a la solución, a la salud, al propio confort, a la felicidad, a la evolución.

Nos asociamos a otro nivel para estar disociados del anterior. Se trata de una nueva escisión.

Para hacerme consciente de una cosa es preciso que yo esté en otra parte, en otro espacio que no sea el de esa cosa. ¡Yo puedo ver un jinete en su montura si no soy yo ese jinete! El ojo no puede verse. Así pues, cada vez que somos conscientes de algo, somos espectadores de ello, inconscientes de nuestro lugar como espectadores. ¡Si es el caso, nos hemos hecho espectadores de nuestro estado de espectadores!

2. Por otro lado, a veces es peligroso hacernos conscientes de nuestros viejos y dolorosos traumas, cuando son especialmente terribles y odiosos.

3. En consecuencia, traer cosas a la conciencia, aunque suele ser útil, no es el mecanismo de sanación biológica. Porque quien dirige el espacio biológico es el inconsciente. En efecto, lo que es determinante es cambiar el inconsciente: nosotros proponemos el término de toma de inconsciencia. Podemos utilizar nuestra mente consciente para permitir cambios inconscientes. Seremos conscientes de los beneficios que esto aporta sin ser conscientes de las diferencias y de las novedades instaladas en nuestra estructura psíquica: ¡eso es la toma de inconsciencia!

«Las investigaciones sobre el pensamiento creativo han mostrado que lo que es realmente innovador por lo común se genera dentro de nosotros en un nivel inconsciente. La parte consciente de nosotros se conforma con recibir la idea nueva y someterla a una validación, y después a una integración».[27]

---

27. En *Psychobiologie de la guérison,* de E. Rossi, eds. Le Souffle d'Or.

4. Paralelismo entre ingreso en enfermedad e ingreso en sanación

En este párrafo, vamos a poder observar los paralelismos entre:

1. El ingreso en la enfermedad, el bio-shock, conflicto programante, desencadenante, raíles.	1. El ingreso en sanación, la CLÉ.
2. La sanación biológica que pasa por la inflamación orgánica y cerebral.	2. La sanación psicológica que pasa por la sanación de las creencias limitantes y patologizantes.

a) Programación biológica en el conflicto y programación biológica en la sanación

Favorecer la sanación es orientar la energía, la conciencia y el movimiento hacia diversos recursos.

El 1.ᵉʳ *shock* se produce con bastante frecuencia durante la infancia.

En nuestro pasado, también hemos tenido una 1.ª experiencia de sanación o de autosanación. Es una experiencia o una información. Por ejemplo, conocemos a alguien deslumbrante que nos abre las puertas de la percepción. Leemos un libro que nos conmociona y nos hace avanzar. La información puede, asimismo, llegar hasta nosotros a través del inconsciente colectivo.

Hay un paralelismo entre el ingreso en la enfermedad y el ingreso en la sanación. Es casi lo mismo. ¿Cuál es la pequeña diferencia que marca la diferencia? Que, del mismo modo que estamos estructurados de manera neurótica, de ese mismo modo estamos estructurados para sanar a través de los actos, del aprendizaje, la comprensión, la emotividad, lo artístico u otros planos de realidad.[28]

Podemos recuperar esos momentos de programación para la sanación. Estoy seguro de que existen en todos, siempre, porque las perso-

---

28. *Véase* más arriba: «inteligencia, esferas de sanación y flexibilidad».

nas vienen, a veces desesperadas, pero vivas. Pienso en una mujer que me dice:

—De todos modos, toda mi vida es un horror, no es más que una sucesión de angustias permanentes.

Le respondo:

—¡Pero usted está aquí, hoy! Así pues, hay una manera inconsciente de sanar. Dado que usted no se ha suicidado.

Ella prosigue:

—¡Sí, pero no me han faltado ganas!

Le propongo:

—Una parte de usted ha tenido ganas de hacerlo y otra parte ha tenido ganas de continuar viviendo. Su presencia aquí es la prueba.

¡No murió de un aborto espontáneo ni de ninguna otra manera! Así pues, hay un proceso de sanación (de mantenimiento de la vida), una estructura de sanación que existe en todos. Y podemos buscar y encontrar la estructura natural de sanación de lo humano, en paralelo con esa sanación biológica que es la inflamación, con sus etapas.

Erickson, durante sus terapias, solía hacer referencia a la manera en la que todos hemos aprendido alguna cosa (como caminar, leer, conducir...) para inducirle al inconsciente que puede realizar un nuevo aprendizaje. Podía hacer que la persona hiciera una regresión y decirle: «Siendo así que has aprendido a distinguir la letra A de B y a darle un sentido..., ya has realizado un aprendizaje, sabes cómo se aprende. Así pues, aprende ahora algo para resolver este problema». En este caso, es lo mismo que decirle: «Tú ya has realizado experiencias de sanación».

¡Es incluso mucho *peor!* «Tú ya te has atrevido, has asumido un riesgo. Cuando sales del vientre de tu madre, coges aire por primera vez, te atreves a tomar, a respirar aire. ¡Es un riesgo enorme!».

Del mismo modo que hablamos del conflicto programante en la historia de la persona, en el vientre de la madre o entre los antepasados, de ese mismo modo podríamos buscar..., buscar la solución programante. Cada uno tiene la suya. La encontramos y luego la conectamos con el drama desencadenante.

El recuperar, el revelar en nosotros ese camino de sanación es un recurso formidable. Ese camino está en nuestro inconsciente, pero nosotros ya no estamos conectados con él.

Ejemplo: El Sr. X viene a terapia para tratar un problema de miedo, es miedoso igual que lo era su madre, mientras que su padre era valiente. Le propongo que vaya a meterse dentro del espacio de su padre y le pregunto cómo se siente. Ahí se siente bien. Le pregunto después cómo lo hacía su padre para sentirse bien. Ahí hemos dado con la estructura, con la estrategia de la sanación. ¿Por qué iba a quedarse siempre este hombre en la línea de la madre, dentro de ese recuerdo? ¡La fidelidad! Sí, pero igualmente puede serle fiel a su padre.

b) El proyecto-sentido que hay que sanar

¿A qué se debe que vengamos al mundo, por ejemplo? ¿A qué se debe que nos encarnemos? ¿Que decidamos vivir y vivir lo que vivimos?

Podemos buscar «experiencias-respuesta» durante nuestros primeros años, o en el embarazo, o incluso antes de la concepción. ¿Qué es lo que hace que decidamos regresar o venir a la Tierra, tener este proyecto, esta intención?[29] «¿Por qué o para qué estamos aquí? ¿Cuáles son nuestras razones previas a la encarnación, nuestros proyectos, cuál es su sentido?».

Con estos interrogantes, una vez más, lo que buscamos es encontrar recursos poderosos para evolucionar.

c) Momento programante y momento desencadenante de la sanación

El momento terapéutico no siempre es lo que creemos. Más que un instante único, es más bien una sucesión de momentos.

Al igual que con el bio-shock, están el programante y el desencadenante (o disparador). En la terapia podemos hablar del instante que programa la sanación y del instante que desencadena la sanación. En la historia de Gina (la muchacha que tenía anginas), cuando abraza a su madre a través del bolso, vive un acontecimiento que **dispara** la sanación. Pero ella ya estaba programada para la sanación mucho antes; se

---

29. Algunos autores han observado que el parto lo provocaba el aumento del índice de cortisol fabricado por la glándula cortico-suprarrenal del niño. Para nosotros, proyecto e intención están ligados a la glándula suprarrenal.

había programado ella sola. Hay un programa de sanación, una autoprogramación.

Cuando los pacientes vienen a terapia, muchas veces se han pre-programado para un tipo de encuentro, una novedad, tienen una expectativa de posibles, una apertura.

Asimismo, cuando nosotros prescribimos una tarea simbólica, terapéutica, podemos distinguir dos etapas:
– la preparación para la tarea, que es la programación, y
– la tarea en sí, que puede disparar la sanación.

Muchas veces ocurren muchas cosas ya desde la programación…

d) Las sanaciones autoprogramantes

El término de «**autoprogramación**» se refiere a una enfermedad que se vive tan mal que induce un estrés: «Mis ataques de reúma me desvalorizan - mi acné me mancilla - mi herpes me aísla porque ya nadie me quiere abrazar - mi esclerosis múltiple me impide ir donde yo quiero y me obliga a ir allí donde no quiero ir - debido a mi párkinson, dudo en ir a exponerme en esta velada, etc.».

Todas estas nociones pueden reciclarse en la sanación. El método Coué puede llegar parecerse a una autoprogramación para la felicidad.

Podemos pensar en este tipo de mensajes: «Cuanto mejor estés, mejor estarás». «Cada vez que constates una mejoría, no será sino el inicio de una nueva mejoría…, y cuando tengas la impresión de que las cosas se estancan o empeoran, alégrate, ¡ahí es cuando es más profunda la sanación!».

De la misma manera que existe el conflicto de diagnóstico y el autoprogramante: «Cuanto peor estoy, más me deprimo, y cuanto más me deprimo peor estoy», existe la orientación hacia la sanación y el autoprogramante para la sanación: «Cuanto mejor estoy, más feliz soy, y cuanto más feliz soy, mejor me encuentro».

e) Los raíles de sanación

Cuando se produce el drama, quedan memorizados todos los elementos químicos, físicos, meteorológicos, etc. Esto es lo que ya hemos estudiado con el fenómeno de la alergia. Como recordatorio, tomemos el ejemplo de un *shock* que se desarrolla yendo a caballo. A partir de ahí, caballo = drama, y la presencia de pelos de caballo dispara una reacción que varía según el resentir (separación-piel; rechazo-estornudo; miedo-laringe, etc.).

Con ocasión de una terapia, vamos a poder utilizar conscientemente ese fenómeno de transferencia, de desplazamiento, de raíl, de anclaje. El terapeuta, espontáneamente, se convierte con bastante frecuencia en un anclaje positivo para el paciente. Una palabra o una música oída durante un evento feliz producirán el mismo efecto la vez siguiente y a distancia de ese acontecimiento feliz. Es una manera de servirnos de los señuelos: la ilusión no existe, el tiempo no existe.

Todos estos fenómenos presentes en el ingreso en la enfermedad podrán utilizarse para el cambio hacia la sanación, porque el inconsciente los acepta sin vacilar, ya los conoce.

f) El bio-shock es un drama vivido en aislamiento y sin solución

El momento de la CLÉ puede ser lo opuesto al bio-shock *(shock* dramático, inesperado, vivido en aislamiento, sin solución aceptable).

El marco de la **CLÉ es banalizar, canalizar, analizar.** Así la situación ya no se percibe como dramática *(véase* más adelante: reencuadre de sentido).

Esta situación ya no es vivida en aislamiento: hay un **compartir;** el paciente se siente oído.

Esta situación ya no es inesperada, brutal, padecida; al contrario, el sujeto espera esa liberación.

Esta situación se vuelve aceptable; tiene solución. Ella misma es una solución.

Los acontecimientos no tienen más importancia que la que tú les des. Así en PNL, utilizando la **meta-posición**[30] en enésima posición, le damos a la situación conflictiva la importancia que queremos.

---

30. Se trata de diferentes posiciones *perceptuales* descritas por Grinder, Bandler y Dilts, *véase* la bibliografía.

g) El bio-shock crea una separación interna

Durante la práctica de las leyes y los principios del tránsito hacia la sanación, es útil conocer las leyes y los principios del tránsito hacia la enfermedad. En el tránsito hacia la enfermedad encontramos casi siempre un elemento de separación. ¡Alguien que es agredido está separado también!

Muchas veces, si el sujeto ha podido hablar de su drama, de su problema, no hay tránsito hacia la enfermedad. En todos los conflictos, mientras no se demuestre lo contrario –lo podemos debatir–, hay un conflicto de separación subyacente.

Me explico una vez más: alguien a quien le agrede su padre, su hermano, su profesor o su madre, tendrá dos veces más problemas que aquel que únicamente haya sido separado de la madre o del padre. ¿Por qué? Si a mí me agrede mi padre, tengo miedo, me escondo, me camuflo, huyo o utilizo otras estrategias. Esto lo trataré en terapia, pero sólo quedo «sanado» en un 50%. El otro 50% está representado por la experiencia siguiente: «Estoy separado del padre que necesito». Así pues, hay como mínimo un conflicto de separación y como máximo un conflicto separación + agresión. En la Biblia podemos leer: «Señor, no me quites el contacto con tu protección». La persona que expresa esto está a la vez separada y agredida, puesto que quiere estar en contacto con la seguridad y protegida de un peligro.

En esta situación de bio-shock, encontramos un resentir de pérdida de contacto, de incomprensión por parte de los demás, una separación. Peor aún, encontramos una separación entre nosotros y nosotros, entre dos partes que son nuestra razón y nuestras emociones; estas dos lógicas han dejado de articularse armoniosamente.

El tránsito a la sanación es permitido por, o tiene como consecuencia, un reencuentro entre todas mis partes internas, para ir de la exploración a la reunificación, y sobre todo al descubrimiento del punto común entre el exterior y el interior –risueño.

Como consecuencia de lo cual, encontramos a la vez reunificación y continuidad.

h) La inflamación: una metáfora

La metáfora es un paralelismo imaginario entre dos estructuras a las que acercamos entre sí mediante la comparación,[31] como, por ejemplo las parábolas o los actos simbólicos.

De la misma manera, la enfermedad es una metáfora; es la transposición física de una emoción psíquica. Esta emoción es la transposición interna de un acontecimiento externo. Cada cosa habla siempre de otra cosa que no es ella misma. Entonces, ¿de qué nos habla el fenómeno de la inflamación?

Lo primero, ¿qué es una inflamación? Cuando se nos clava en la piel una espina de zarza, el cuerpo reacciona para eliminar ese cuerpo extraño y para reparar la herida; para ello se sirve de la inflamación, es decir, que el cuerpo envía al sitio nuevos materiales de construcción (prótidos), elementos energéticos (glúcidos) y glóbulos blancos para digerir los gérmenes y las células muertas. Los vasos sanguíneos se dilatan con el fin de permitir la llegada de esos elementos útiles y para que se puedan retirar los desechos. Como consecuencia, debido al aflujo de sangre, la piel se pone roja, hinchada, caliente. Es un fenómeno natural, corriente, indispensable, que existe en el interior de nuestro cuerpo desde el momento en el que hay reparación.

La inflamación es nuestra estrategia biológica natural de sanación. Dado que el cuerpo físico se considera como la metáfora de nuestro cuerpo emocional (a no ser que sea a la inversa…), el fenómeno natural de sanación de nuestro cuerpo (la inflamación) es la metáfora del proceso de sanación de nuestras emociones. Podemos hacer un paralelismo entre la inflamación biológica y la inflamación psicológica.

Inflamación física
Comienza con una **aportación** de nuevos materiales de construcción y de energía que se dirigen hacia el lugar herido que hay que reparar. El cuerpo liberará en la sangre glucosa y aminoácidos.

---

31. «¡Están cayendo chuzos de punta!», «No te metas en ese berenjenal, ¡pasa página!».

El cuerpo libera glóbulos blancos en la sangre. Una de las funciones del glóbulo blanco es permitir la **distinción** entre el yo y el no-yo. En el caso de una enfermedad funcional, es decir una avería (sordera, parálisis, etc.), cuando se produce la sanación, esa función se desbloquea. Hay poca o ninguna inflamación local, y hay inflamación en el cerebro.

Inflamación psíquica
En la sanación podemos decir que hay una aportación de informaciones o de experiencias. Tenemos curiosidad, estamos abiertos a las novedades.

En la sanación hay necesidad de definirse: «Yo me **distingo** del otro». Para que haya sanación, tengo que hacer glóbulos blancos psicológicos, tener la capacidad de diferenciarme de los demás y luego de protegerme de ellos.

El desbloqueo es un movimiento. Es esencial en todas las formas de sanación. Porque la vida está asociada al movimiento y la enfermedad a la inercia, el camino de sanación le pide al paciente que mueva dentro de sí sus creencias, sus referentes, sus costumbres…

i) El accidente: Conflicto-solución
He aquí otro ejemplo de vínculo entre la realidad física y emocional: la fractura.

En nuestra experiencia, cuando una persona se fractura un hueso, esto puede estar conectado con un conflicto específico:

- El del principio de la fractura que rompe la continuidad (la fractura se define como una solución de continuidad). La intención biológica de una fractura muchas veces es romper con una situación; esta ruptura dura por lo menos el tiempo de reparación de la fractura, de la situación conflictiva.
- El de localización ósea que sea. Así, por ejemplo, si la sede de la fractura es la rejilla costal, esta localización evoca un vínculo con las desvalorizaciones afectivas. Si la sede es dental, evoca la prohibición de morder. Si la sede es el cuello del fémur, evoca la obligación de ceder, etc.
- El del órgano afectado por la lesión: tendón, cartílago, hueso…
- El de la naturaleza de la lesión: fractura, ruptura, fisura…

Si se trata de una lesión del hueso, exploraremos una desvalorización en la estructura del individuo. Si el órgano es el tendón, el bio-shock puede estar conectado con un resentir de desvalorización en el proyecto, («Haga lo que haga no lo voy a lograr»). Si el órgano es el cartílago, el bio-shock concierne a las desvalorizaciones en el gesto («Por mucho que me aplique y haga todo lo que puedo, ya no consigo coser como es debido»).

Ejemplo de lesión accidental: al salir de su casa, la Sra. X tropieza en la acera y se tuerce el tobillo. Iba a un piso de soltero con el fin de reunirse en él con su amante. Éste, divorciado, es padre de una adolescente, la cual no quiere que esa mujer esté bajo su techo. La vivencia de esta mujer es: «Me veo obligada a tomar esta dirección, a ir a ese piso, cuando yo preferiría reunirme con él en su casa».

Podemos proponer una descodificación particular en esta historia: la fractura es una solución de continuidad. La adolescente no quiere separarse de su padre, eso sería una fractura en el seno de la familia. Y esa mujer no quiere desgarrar la unión entre la muchacha y su padre, quiere mantener una continuidad. O también, es ella la que está separada, la que no puede vivir en continuidad con ese hombre.

Así, podemos hacernos la pregunta siguiente: cuando la gente no consolida la fractura, o lo hace lentamente, cuando reparan dolorosamente su esqueleto, ¿podemos deducir que su conflicto no está resuelto, no está totalmente resuelto?

Y cuando fraguan con rapidez, ¿debemos sacar una conclusión? En efecto, la mayoría de las veces las fracturas se consolidan espontáneamente. ¿Qué deducción nos podemos plantear? Que la fractura ha aportado la solución, la solución ha aparecido durante el tiempo de consolidación de la fractura. El propio accidente ha podido ser una solución para la solución conflictual. ¿O no hay conflicto...?

El accidente sería a la vez el conflicto y la solución de algo. Hay dos niveles. En cierto nivel se convierte, por sus consecuencias, en un conflicto biológico, mientras que, en otro nivel, es la solución de la situación conflictiva inicial.

Nuestra **hipótesis** es la siguiente: cada vez que tenemos un problema, tenemos al mismo tiempo la solución y, además, con mucha frecuencia, ¡la solución precede al problema! Ejemplos:

«No puedo ir a trabajar porque tengo un jefe que no hace más que trabarme los pies».[32] Aquí estamos en un nivel más bien psicológico cuya solución biológica es romperse la pierna o el pie si nos tomamos el resentir al pie de la letra.

«Se vive en mí un estar harto, una desvalorización, la imposibilidad de continuar por ese camino. No soy yo quien decide, no soy yo quien quiere. No es el "yo" quien es iniciador, sino que es vivido por mí, por mi memoria y por la de mis antepasados como una hartura».[33]

Como consecuencia, cuando llega el momento de ir al trabajo, aparece un estrés, después esclerosis múltiple, o accidente o fractura, etc.

✱ Ejercicio del diagnóstico

- Pedirle al paciente que tome contacto con el dolor, con la parte dolorida de su cuerpo. Pedirle que la consuele.
- Señalaremos el aspecto físico de este ejercicio, porque se pide a la persona que se toque, que se abrace, que se diga que se ama.
- Podemos pedir que se acompañen estos gestos con una canción.

La elección de la canción da información; no es anodina. Una canción que suele elegirse con frecuencia es: «Au clair de la lune, mon ami Pierrot, prête-moi ta plume…». La letra evoca un dolor espantoso: «Ma chandelle est morte, je n'ai plus de feu. Ouvre-moi la porte, etc.».[34] ¡Es de una angustia terrible! La canción evoca muchas veces una situación de aislamiento, de separación. A veces, podemos sugerir que encuentren otra canción, otro ambiente.

---

32. Para permitir la continuidad del texto, adapto la expresión original *casser les pieds,* que en castellano se diría «tocarme las narices». *(N. de la T.).*
33. La formulación es importante, fundamental: «Se vive en mí…, ha sido decidido en mí…, por mis memorias»: por el ELLO.
34. Se trata de una canción infantil muy conocida. La primera estrofa dice: «Al claro de Luna, amigo Pierrot, préstame tu pluma para escribir una palabra. Se me ha muerto la vela, ya no tengo fuego, ábreme la puerta, por amor de Dios». *(N. de la T.).*

Una paciente, un día, cantó una canción de Jacques Brel: «Ne me quitte pas...». El ambiente es muy diferente de la de Charles Trenet: «Y a d'la joie!». Después esta paciente encontró otra canción: «La danse des canards».[35] Cambió de estadio. La canción expresa una evolución del nivel interno. Es un indicador.

D. Referentes y referencias

—*Referente o perdido: ¡papá! Amarga o maravillosa: ¡mamá!*[36]
Ciertos referentes biológicos parecen constantes.

Dos hijos que vivían en hogares diferentes, con el fin de acomodarse en la vida, se disponían a pedirles ayuda a sus respectivos padres. El primer padre dio inmediatamente 100 euros, y el segundo 100 000 euros. El primer hijo se ofendió e insultó a su progenitor asegurándole que era la última vez que lo veía. El segundo se deshizo en agradecimientos, jurándole que lo bendeciría cada día de los que el Eterno le permitiera vivir.

No obstante, cada padre le había dado todo su haber a su hijo único. El primero, muy pobre, se había desprendido de todos sus bienes, al igual que el segundo, que era rico a más no poder, cierto es. Estos dos padres, sin vacilar, le habían dado lo esencial a su heredero. Por otra parte, siempre habían actuado así en el pasado. En efecto, rico o pobre, cada niño, cada antiguo niño recibió lo primordial, lo mínimo para sobrevivir, ¡ya que biológicamente está vivo hoy día!

Pero, en esta historia, ¿quién lo comprendió? ¡Ninguno de los dos hijos lo supo! Únicamente un padre lloraba mientras su hijo refunfuñaba estérilmente.

---

35. «Ne me quitte pas» (No me dejes), conocidísima canción de Jacques Brel. Los otros títulos citados son: «Hay alegría» y «La danza de los patos». *(N. de la T.)*.
36. Estos términos tienen en francés semejanzas fonéticas *[repère - père - perdu; amère - mère - merveilleuse]* que permiten los sentidos de las palabras recogidas en la frase. *(N. de la T.)*.

Para asegurar su construcción, un ser, virgen de procedencia, necesita puntos de referencia. Los dos primeros referentes más frecuentes son los progenitores, varón y mujer. Si no es éste el caso, los que sean (padres adoptivos, abuelos, etc.) tendrán de todos modos valor emocional de madre y de padre. Después, a éstos podrán seguirlos otros referentes. Cuando faltan el padre, la madre u otros elementos fundamentales de referencia, la persona muere real o simbólicamente, de muerte afectiva, intelectual, física o psíquica. ¡Con toda evidencia, si una persona viene a terapia, es que está viva! Con toda evidencia, ha tenido suficientes elementos, referentes, aunque no sean sino migajas de referentes (a veces incluso de manera muy límite). Insistimos en esta evidencia porque ciertos sujetos niegan la evidencia, niegan incluso el hecho de estar con vida...

Un aspecto de la terapia es permitirle a la persona hacerse más adulta. Para reestructurarla, podemos recurrir a esta función natural mediante un procedimiento artificial, incluyendo lo que le ha faltado.

Si una madre (o un padre) ha sido peligrosa en lugar de ser protectora, no basta con identificar esa madre o ese padre tóxicos y ponerlos fuera del sujeto; a veces es útil encontrar cuál ha sido el referente materno o paterno inconsciente del sujeto que, a pesar de todo, le ha permitido sobrevivir, construirse. Entre los referentes maternos o paternos, podemos citar: una abuela, un abuelo, una madrina, un padrino, una institutriz, un maestro, un ídolo, una divinidad, un fantasma...

1. La distorsión: No nos llega exactamente lo que se ha emitido

La distorsión trae consigo su corolario, el desfase entre el mensaje emitido y el mensaje recibido. El desfase, el sufrimiento, vienen del hecho de que la información es emitida de manera superficial por los padres, pero es recibida de manera vital por el niño.

Cuando una madre dice a su hijo: «Me estás fastidiando, estoy harta de ti, pero qué estás haciendo ahora, quítate de ahí...», es algo superficial, se dice como fruto de un instante y se olvida en un minuto. Para el niño es algo profundo, él lo oye desde su eternidad y jamás lo olvida. Muchas veces hace de ello una generalización, una verdad estructurante inconsciente e indiscutible; los resultados de esa generalización serán variables. Pregunta: Los padres y educadores ¿educan a sus hijos o intentan realizar un amaestramiento o un condicionamiento inconsciente y bloqueante? La manera en la que el niño recibe y después repite las informaciones procedentes de los comportamientos parentales se llama **modelización.** Todo esto tiene un significado vital para el niño en su biología. De igual modo, los animales aprenden pronto numerosas cosas que utilizarán toda su vida **sin cuestionárselas.** Para ellos es un aprendizaje vital. Una vez que llegan a adultos, sus padres ya no estarán ahí para enseñarles a cazar. Si la cría no aprende de por vida, morirá en cuanto quede abandonada a sí misma.

2. El shock tiene un contexto

Nos parece que esta modelización es esencial antes de la pubertad. Tal vez solamente sea posible antes de esa edad. Después, la información cambia de nivel…

Cuando, mediante un trabajo de reelaboración, queremos desprogramar los dramas vividos durante nuestra infancia, es útil **recolocar al paciente dentro del sistema familiar** en el que recibió la información.

El interés que tienen la hipnosis y la regresión en edad es el siguiente: al sumergir al paciente en la época de su infancia, le permitiremos recuperar las emociones y las sensaciones vividas, las situaciones sufridas en el momento del *shock* y las creencias que de ellas se han derivado. Es en ese espacio-tiempo donde tiene lugar la terapia; ahí es donde la información cambia y se vuelve a convertir en una información vital…, información vital que se va a adaptar a hoy. El paciente recupera la plasticidad que tenía en aquel momento.

Pienso que, en el nivel neuronal, la información llega allí donde debe llegar y puede actuar, cambiar, reiniciar. Si la información se queda en ser puramente intelectual, no habrá reorganización de la psique, es decir, no habrá terapia.

Por ejemplo, ¿cómo es posible que el decirle –en hipnosis– a una muchacha que no conseguía desarrollar su seno izquierdo: «Tu seno izquierdo ahora podrá hacerse más grande…», eso haya bastado para que sanara? Aparentemente, yo tan sólo le he dado el permiso y su seno izquierdo empezó a engrosarse. Y, sin embargo, su entorno e incluso su médico le habían dicho: «Puede ser que tu seno se desarrolle…». Eso no había cambiado nada. Había que dirigirse al punto en el que la información tiene un carácter vital, un significado vital.[37]

He aquí el caso de otra adolescente diestra que se presenta con el seno derecho menos desarrollado que el izquierdo. Se curó mediante la descodificación y la toma de conciencia. Había sido agredida sexualmente; para ella ya ni se planteaba el tratar a nadie como madre, o hacerse cargo de un hombre (por esa razón se vio afectado el seno derecho, dado que el izquierdo corresponde a la relación madre/hijo).

Un tercer ejemplo es la historia de una mujer de 60 años que no tiene pecho en absoluto. Son seis hermanas, y ésta es la historia de la familia desde la perspectiva de la bio-descodificación. En cuanto una hija alcanza la edad de 12 o de 13 años, le aparecen los senos, y entonces el padre la mete en su cama y se sirve de ella como objeto sexual. En cuanto la siguiente alcanza la edad de 12 años, el padre cambia de objeto. Las cinco hermanas mayores vivieron eso. Cuando le llegó el turno a la sexta, ésta encuentra la solución: bloquea la evolución y el crecimiento de su pecho. Así el padre no la ve como una mujer; nunca la meterá en su cama.

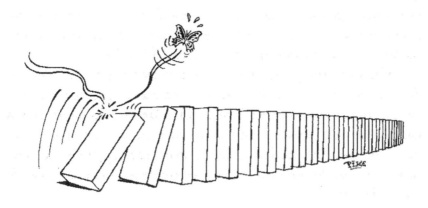

---

37. Existen niveles de programación: un interés vital va más allá de un interés del instante; igualmente, un interés por la especie rebasa un interés por el individuo.

Esta comprensión hace coherente ese síntoma. La coherencia es un aspecto de lo que llamamos el sentido biológico.

El terapeuta dice:

—¿Dónde está su padre ahora?

—¡Lleva muerto veinte años!

—Pues ahora los senos pueden engordar, ya no hay peligro.

Ése era el permiso que ella esperaba y 3 semanas más tarde aquella mujer tenía senos. Tenía los senos de una muchacha de 16 años, cuando tenía 60. Cuando el terapeuta le preguntó: «¿Dónde está tu padre?», eso la colocó inmediatamente en regresión. Esa regresión le hizo vivir una emoción. Ella hizo de manera natural todo un recorrido al decir «muerto».

Asimismo, cuando se ponen terrones de azúcar uno al lado de otro, el darle a uno un papirotazo provoca la caída y se caen unos tras otros.

3. Elaborar en presencia de otro

Las personas aquejadas de alguna patología importante, como la esquizofrenia, no consiguen reelaborar en relación con el presente. Están congeladas en el pasado porque lo que recibieron en el pasado se ha quedado completamente rígido. Ya no evolucionan más. Cualquier experiencia del presente está en referencia al pasado. Y, por supuesto, lo que lo agrava todo es que ellas ignoran que funcionan así. Por consiguiente, hay un desfase entre el exterior y el interior.

Podemos advertir, por otro lado, en numerosos pacientes etiquetados como esquizofrénicos o psicóticos, una manera particular de estar en el mundo. Están más **en relación con la idea de la cosa que con la cosa.** Se dice de algunas personas que son cerebrales; ¡es otra manera de decirlo! Ver la realidad, estar aquí y ahora, es algo que ellas no pueden hacer. Residen en alguna parte dentro de sus recuerdos, o en la idea de la cosa.

¿Qué consecuencias terapéuticas tiene esto para nosotros? Para nosotros, el diagnóstico siempre es un elemento reciclable en la terapéutica. El hecho de constatar que el bio-shock siempre se vive en aislamiento abre un criterio de sanación que es que sanar es compartir, es estar con... Cuando alguien me pregunta si puede hacer terapia solo, él solo, le pido que se trate con alguien la razón no consciente por la que quiere tratarse solo.

A mi entender, el otro es indispensable, un terapeuta o un cara a cara que permita crear un espacio entre la persona doliente y la persona recurso, un espacio en el que sea posible el cambio. Groddeck escribe *«poner sitio»*, es decir poner un espacio entre yo y yo. El terapeuta permite esto. Sin este espacio, el cambio es imposible. ¡Si en la caja no hay sitio, si está llena hasta los topes, no podemos añadirle nada! O bien hay que hacer sitio en la caja, o bien utilizar lo que está dentro de la caja de una manera nueva. ¡A eso se le llama arreglar la casa!

4. Ventanas de impronta

Todo esto nos lleva a formular la pregunta: ¿qué es el tiempo? ¿Dónde está el pasado?

Existe un fenómeno mental. No se mentaliza en absoluto antes de haber adquirido el libre albedrío, antes de los seis años de edad, y se **mentaliza** después de la pubertad. **Toda proposición recibida antes de los seis años se convierte en verdad. Se convierte en un presupuesto evidente, y sin embargo…**

Durante la pubertad y la adolescencia, el cerebro hace un trabajo de elaboración, de reelaboración. Pone en tela de juicio a sus educadores, sus modelos –las relaciones parentales y todo lo demás–, aun conservando sus mensajes y los aprendizajes realizados. Conserva ciertos conocimientos adquiridos y ya no quiere otros nuevos. A partir de ese momento, se rebasa un punto de no retorno. Antes engullía, modelizaba; después ya no lo hace. Si queremos cambiar algo, tenemos que regresar a esa edad.

Por esta razón, terapeutas e investigadores nos afirman –S. Freud, K. Lorenz y otros– que todo lo que haya quedado impreso durante las **ventanas de impronta** de la infancia es **irreversible,** indeleble. En lo que a nosotros atañe, por nuestra experiencia, ¡llegamos a la conclusión contraria! Esos autores no conocen las técnicas tales como el diálogo con el inconsciente del pasado, el *«reimprinting»*. Siendo así que no tienen la herramienta para acceder al pasado, ¡para ellos la evidencia es que no podemos cambiar las improntas que tenemos! Cuando conocemos y utilizamos con eficacia este tipo de técnicas, inmediatamente podemos cambiar de evidencia, de verdad, de creencia.[38]

Espontáneamente, el ser humano se va a estructurar sobre sus experiencias infantiles, sus aprendizajes. Después de la adolescencia, en la mayoría de los casos, el ser humano tan sólo vivirá la confirmación de su conocimiento adquirido, de sus creencias, a través de sus nuevas experiencias. Se construirá sobre eso, olvidando la referencia que hace sin cesar a experiencias pasadas.

Mediante ejercicios que conducen a nuevas experiencias, podemos viajar en el tiempo.[39] En su estructura, el tiempo está en relación con la conciencia y lo mental; el no-tiempo (lo intemporal) está en relación con la inconsciencia y lo experimental.

A muchas personas, al final de la terapia, el cambio las lleva a la metáfora siguiente: «Realmente tengo la impresión de renacer». Cuando se los mira, ésa es la impresión que dan.[40]

5. El pasado, ¿qué pasado?

Una terapia puede durar años porque nosotros creamos nuestro pasado; el pasado no existe, ya no existe. Está en función de hoy. Por supuesto, el pasado fue presente, y el presente es lo único que existe. Mantenemos ese presente de antaño en cada instante, en cada hálito. ¡Ahora es cuando lo mantenemos! Cuando en terapia, al volvernos «hacia el pasado» continuamos estando en el presente, pero cambiamos de nivel de conciencia, exploramos otra capa de nuestra estructura biológica. Se trata de una capa desconectada de nuestras «actualizaciones».

Lo que al terapeuta le da la señal de que el paciente ha llegado al tiempo de la infancia, a la edad del trauma, es, por supuesto, la **calibración,** es decir, la observación de la persona: su voz, su postura… todo eso cambia: rejuvenece, habla como un niño.

---

38. No nos creas, realiza la experiencia…, es posible que a veces… eso cambie.
39. Recordatorio: el inconsciente no conoce el tiempo.
40. Curiosamente, en anatomía biológica la región del oído asocia el tiempo (aquí, en relación con la audición) y la oralidad => es el temp-oral.

La problemática nos va a permitir abrir una puerta. En efecto, la emoción que plantea problemas en el presente quiere hablarme de un estrato del pasado. Es evidente que, cuando una persona de cincuenta años, en una regresión, se expresa con la voz de un niño de cinco años, se trata de una reconstrucción de una experiencia pasada. Pero ¿quién decide eso en ella? No es su consciente. ¿Y cómo ha hecho esa historia para perdurar? ¿Cómo se las arregla el inconsciente para impedir que crezcan un seno o dos, y cómo se las arregla después para restablecer su desarrollo, con el fin de que un día ese desarrollo sea normal? ¿Ha bloqueado su ADN? ¿Ha hecho una mutación genética? ¿Por qué funciona eso? ¿Por qué tiene alguien que dar un papirotazo para que salte el interruptor? ¿Cómo se hace saltar el interruptor? Es fascinante...

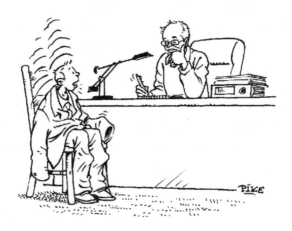

El tiempo ha pasado... salvo para la piel de ese anciano abandonado con ocasión de su entrada en 6.º curso..., a la edad de 12 años, ahí se quedó congelado su inconsciente. No es más que una información bloqueada.

Este aspecto me fascina, me subyuga. Es como si hubiera una parte del inconsciente que no hubiera recibido la información de que se ha acabado el colegio. ¿Cómo es posible que una parte de nosotros esté tabicada hasta ese punto? ¡Pero hasta ese punto! Ignoro cómo es posible esto, pero, en todo caso, todo ocurre como si fuera así. Es así «todo el tiempo» y para «todo el mundo». Una parte de nuestro inconsciente ignora que el tiempo pasa, que se ha acabado la guerra, que yo ya no tengo seis meses, que fulano se marchó, etc.

Al paralizarnos, nos estructuramos. Eso es lo que crea nuestra personalidad más o menos fija y más o menos movediza. Nos pasamos el tiempo fijando cosas para apoyarnos en ellas, o darnos la ilusión de estabilidad. El inconveniente, como dicen algunos Despiertos, es que ¡no hay nada! «¿Estáis seguros de que hay un libro?». Estos Despiertos responden: «¡No! ¡No hay libro! ¡Es una ilusión! ¡Solamente hay un libro dentro de tus ojos!».

En cierto nivel de conciencia, se vuelve cada vez más difícil definir la realidad. Podemos hablar de la experiencia directa. Pero, para el oyente, hablar de ella la hace desaparecer detrás de nuestras palabras.[41]

Ejemplo: El sábado pasado fui al cine a ver una película de terror, película que le cuento a un amigo. La mayoría de las veces, si el otro no ha visto esa película o no ha visto nunca una película de terror, no conoce esa experiencia, esa historia a él no le evoca nada. Observa simplemente mi malestar. ¡Es como contarle una historia de un cohete intergaláctico a un papúa!

Jesús caminaba sobre el agua. Era la misma realidad (las mismas leyes físicas) para todo el mundo, salvo para él, que caminaba por encima. Cuando a Jesús le molesta el viento, le dice: «¡Cálmate!» y la tempestad se detiene. No deja de ser asombrosa esa relación con la realidad. Va más allá de las leyes habituales, por supuesto, para aquel que cree en ella.

Igualmente, en terapia hay personas que hacen a veces sanaciones instantáneas, sanaciones que están más allá de las leyes. Por eso nosotros preferimos utilizar el término de principio antes que el de ley; este término tiene un lado intransigente que no se corresponde con nuestra experiencia.

6. El estado adulto

Los mecanismos del adulto se instalaron durante la infancia; el que es adulto por edad y todavía no es adulto en su evolución continúa in-

---

41. Yo puedo hacer un cuadro o poner palabras para hablar del ruido de las olas. Puedo realizar la experiencia directa de ello mediante el oído, la piel, la nariz, la lengua, los ojos.

cansablemente empleando esa estructura, está paralizado en ella. El adulto, en función de sus aprendizajes, puede elegir el comportamiento más adaptado, en el instante, al mundo exterior. Por supuesto, puede crear nuevos aprendizajes. Se nos manifiesta que muchas personas adultas continúan reaccionando en función de sus aprendizajes precoces sin poder plantearse crear otros nuevos. Por consiguiente, ¡siguen siendo niños! Las personas que se han hecho adultas son escasas; ¿sólo son unos miles, incluso unos cientos?; ¡lo ignoro!

El estado Niño y el estado Adulto se entienden en el sentido siguiente:

Niño: «Yo soy el otro que soy (el modelo, el referente, papá, mamá, el instructor, etc.); no he adquirido la independencia total en relación con…; soy existente por la identidad del otro. Mi centro está fuera de mí». Al hablar, las frases empiezan con: «él, el otro, la gente…». El niño, paradójicamente, crece convirtiéndose en el otro, cree lo que el otro le dice que haga o que no haga; imita al otro y se convierte en sus límites, lo modeliza, lo copia, se identifica con él y luego le satisface.

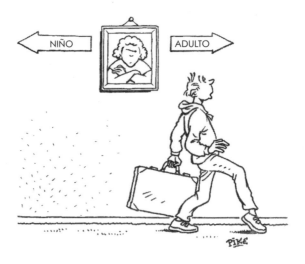

Adulto: «Yo soy existente por mi propia identidad. Mi centro está en mi interior». Al hablar, las frases comienzan por: «yo». «Yo tengo al padre en mí, soy mi propia referencia. Conozco el límite que puedo alcanzar; incluso puedo plantearme rebasar ese límite y explorar lo desconocido».

Este tránsito del niño al adulto es el acceso no ya a una referencia preferentemente externa, sino a una referencia cada vez más interna.

La cuestión está en convertirse uno en su propia referencia, sin por ello estar encerrado o ser paranoico. Es decir, que: «Yo tengo conciencia de mi opinión, de mi identidad, y estoy en contacto con eso; tengo permiso para ello, estoy protegido; no estoy en peligro si soy yo mismo y estoy bien conmigo mismo; en el instante soy amado, no soy asesinado. Ni estoy separado ni soy agredido; soy yo mismo. Estoy bien conmigo mismo».

Este tránsito de una referencia externa a una referencia interna, del niño al adulto, ese instante de presencia en sí mismo es o bien progresivo o bien instantáneo. Constituye una auténtica adquisición de autonomía.

Ejemplo: Aquí hay una mujer que cree no haber tenido referente padre, modelo de padre. No obstante, sí lo ha tenido, de una manera poco común...:

Es una señora alsaciana, rubia de ojos azules, que se pregunta: «En mi vida, siempre me han atraído hombres negros, realmente negros (como el carbón lorenés). Hice mi árbol genealógico, soy de una familia muy conocida, fui hasta 1600 y pico... en mi familia, entre mis antepasados, sólo hay alsacianos. Son todos rubios de ojos azules. Eso son más de 10 generaciones de rubios de ojos azules. Y a mí me atraen los negros».

El terapeuta le pregunta:

—¿Qué modelo de padre tuvo usted para identificarse? –Y precisa–: Todos necesitamos un padre en un momento determinado. Para evolucionar, abandonamos a nuestra madre para ir hacia nuestro padre y crecer.

—¡Padre sí tenía! Pero estaba ausente, no se ocupaba de nosotros.

—¿A quién tomó usted como modelo de padre? ¿Un fantasma, al cura, etc.? ¿Cuándo encontró un hombre, en la realidad o en el imaginario, que habría podido servirle de padre?

Lo piensa y dice:

—Yo tenía siete u ocho años, a mi madre la habían operado y decidió mandarme a que me cuidara su padre. Mi abuelo materno era viudo y vivía solo. Me hacía de comer y, al cabo de unos días, empezó a buscar sus recuerdos de niño. Me dijo: «Yo creo que a las niñas les gustan mucho las meriendas». Se convirtió en un abuelo complaciente y dijo después: «Yo creo que a las niñas les gustan mucho las historias». Buscó historias para niños y tan sólo encontró ésta:

»En los años treinta, yo era ingeniero de Aguas y Bosques. Marché al África Negra para trabajar en una explotación forestal. En aquella época, en aquel lugar, no había radio, no había televisión. Todas las noches, los africanos se quedaban a pasar la velada después de cenar y contaban historias. Las historias eran siempre del mismo tipo: era la historia de un duendecillo muy juguetón. Ese duendecillo se llamaba Dialo. Hacía bromas. Era: Dialo juega con los cocos, Dialo juega con los monos, Dialo se ha comido la comida del vecino… En todas las aventuras, ese duendecillo era muy travieso».

El terapeuta se da cuenta de que la señora ha tomado como modelo paterno a ese duendecillo negro que representa para ella el ideal masculino. Le propone esta hipótesis a la señora.

Al final de la sesión, esa mujer dice: «Tiene usted razón y le voy a decir por qué. Estoy embarazada de mi marido, y mi marido se pasa el día jugando. Es guardameta del equipo de fútbol de la ciudad de X y es negro».

Aquella mujer había tomado al pequeño Dialo como referente de padre, un duende que tan sólo existió por mediación de su abuelo.

Podemos identificarnos con un ser imaginario de manera positiva o negativa; este principio puede servir en terapia.

7. Edad de concepción de uno mismo

Con el fin de definir ese instante de transformación, ese tránsito entre la infancia y el adulto, Marc Fréchet[42] describió la edad de autonomía,[43] que definía así.

En el nacimiento, abandonamos el recinto materno. Después realizamos nuestras experiencias mientras seguimos siendo dependientes

---

42. Que no escribió ningún libro, pero es abundantemente citado por autores como S. Sellam y H. y M. Scala.
43. Véase *Mon corps pour me guérir*.

de nuestros padres, económicamente entre otras cosas. Después, a una edad propia de cada uno, volamos del nido, los abandonamos,[44] porque somos capaces de bastarnos a nosotros mismos en los planos económico y alimenticio. Abandonamos el recinto familiar, ésa es la edad de autonomía.

Pero es posible que, igual que está la edad de autonomía, haya en nuestros ciclos biológicos memorizados otras edades de referencia, de independencia, que se volverán importantes en nuestros ciclos futuros. Existen numerosas formas posibles de autonomía y de crecimiento, en ámbitos variados, tales como prescindir del dinero de bolsillo que nos dan los padres mediante un empleo, por ejemplo; hacerse uno mismo la comida, tener la primera relación sexual…

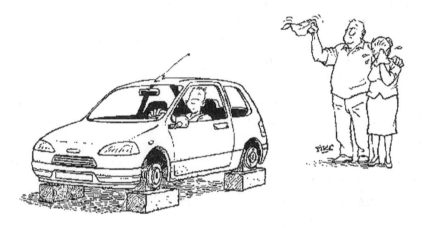

La edad de autonomía es el momento en el que me voy de casa, siendo capaz de cazar yo solo el mamut, decía Marc Fréchet. En sus referencias, Marc Fréchet era muy motor. Pero es posible que, para alguien menos motor que él, la edad de autonomía sea el primer flechazo, el momento en el que soy consciente de mi ser y en el que paso de existir –vivir fuera de uno mismo– a ser –vivir en el interior de sí.

Esto es tanto como decir que hay ciclos motores, ciclos psicológicos emocionales; yo me puedo plantear ciclos para cada función. Los ciclos de Marc Fréchet siguen siendo correctos si las personas están en ciclo

---

44. De grado o por fuerza según los casos.

motor. A veces funciona menos bien porque tienen otros ciclos de referencia principal. Están los ciclos motores, los ciclos digestivos (aceptación), los ciclos respiratorios (libertad), renal (referentes), sexual (prolongación de uno mismo)…, según el tipo de experiencia que tengamos, según las ventanas de aprendizajes. Por otro lado, Marc Fréchet prestaba atención a la edad que tenían los padres en el momento de la concepción y del nacimiento del sujeto.

He aquí un ejemplo: si la madre del sujeto trajo al mundo a su hijo (el sujeto) cuando ella tenía 24 años, cuando el niño más tarde llegue a la edad de 24 años, tiene edad de darse a luz en la parte femenina de cada célula. Si el padre tenía 28 años en el nacimiento de su hijo, cuando su hijo o su hija acceda a los 28 años, él o ella accede a esa posibilidad de darse a luz a sí mismo/a en su parte masculina.

Es un momento de concretización que puede ser importante: cambio profesional, creación sea de una pareja o de un hijo, de una empresa, compra de una casa, etc. Es una propuesta cíclica.

✱ Protocolo terapéutico

Un sabio dijo: «Nunca es tarde para tener una infancia feliz».

En el espacio *«reparación»* de este taller terapéutico, podemos plantearnos un esbozo de protocolo:

- sacar el problema al exterior, mediante la palabra, mediante dibujos o mediante cualquier otra creación;
- reencuadrar la experiencia, es decir, darle otro sentido;[45]
- poner en el interior de la persona, en el lugar en el que está esa ausencia de madre o de padre, una referencia materna o paterna positiva, referencia constructiva elegida por el paciente;
- hacer crecer al paciente con ese nuevo recurso;
- si la persona hubiera tenido esa madre o ese padre, ¿cómo se sentiría ahora, cómo estaría sintiéndose?

---

45. Si es posible, positivo.

Gracias a esta experiencia, la persona, así, se reconstruirá, conscientemente, con esa referencia de madre, de padre, y podrá después pasar de una etapa a otra, hasta el momento de la adolescencia, etapa durante la cual el futuro adulto más o menos manda a paseo todo esto.

A continuación viene el período de la autonomía. Ésta es posible porque el sujeto ha rechazado el referente. **Pero solamente puede rechazar el referente si lo tiene.** En su ausencia, permanece en esa espera de la cosa que rechazará más tarde. Así, yo tan sólo puedo oponerme a una pared si hay una pared; tan sólo puedo rebotar sobre el trampolín si hay un trampolín; tan sólo puedo abandonar la línea de salida si hay una línea de salida.[46]

8. El reencuadre de sentido

Otra parte, dentro del acordeón terapéutico, es el reencuadre de sentido.

Una vez que el acontecimiento (que es el primer fuelle) se ha sacado al exterior, se ha expresado, concientizado y disociado de la persona, lo podemos considerar en polaridad. Pasar de lo negativo a lo positivo, pasar de un extremo al otro. Lo que se convirtió en **el drama de su vida se convierte en la suerte, la felicidad de su vida.** Esto es un reencuadre de sentido. Podemos pasar del marco del individuo al marco de la especie, del marco del instante de vida al marco de la Vida.

Un acontecimiento dramático reencuadrado se convierte en el origen de la vida, la felicidad de la vida, la felicidad de existir. Este reencuadre de sentido es un reencuadre de creencia: lo que yo tomaba como un drama se ha convertido en el origen de la vida de la familia, por ejemplo.

Esto corresponde a pasar de un polo al otro polo. Pueden considerarse las etapas siguientes:

1. Vivir un polo.
2. Vivir el otro polo (su contrario).
3. Vivir más allá de esos dos polos (ni uno ni otro o ambos a la vez).

---

46. «Doy las gracias a los que han cometido errores porque esos errores me han permitido apoyarme en ellos para ir hacia más justeza… ¡Si descubrís errores, regocijaos y superadme a mí! ¡Gracias por adelantado, tenéis mi bendición!».

Dentro de esta estructura, las etapas 1 y 2 son una disociación, y la etapa 3 constituye un regreso a la unidad. En el ejemplo del Sr. Viola, esto corresponde a:

1. Es un drama.
2. Es la mayor suerte de mi vida.
3. Es así.

a) Una distancia que acerca

Disociarse de sí mismo equivale a otro tipo de relación consigo mismo. En cierto modo, es percibirse como si uno estuviera en el exterior de sí mismo, ser a la vez actor y espectador. La presencia de un terapeuta o de un amigo que reformule todo lo que expresamos permite disociarnos de nuestro propio problema. Es como si nos descubriéramos a nosotros mismos, como si nos encontráramos en el discurso del otro. Esto es posible en el misterio de la relación.

Tomemos un ejemplo de química. El hidrógeno tiene sus características, y el oxígeno las suyas. Una vez juntos, la nueva molécula, el agua, expresará unas características radicalmente nuevas. Esto es el misterio de la relación. No bien se juntan dos o tres personas, se crea un espacio en el que todo es posible, en el que nada es previsible ni para uno ni para el otro. Se produce un cambio de nivel.[47]

b) Creencia o crecimiento

En el ejemplo del Sr. Viola, su creencia es que la violación es mala; podemos decirle que esa violación, dentro del contexto de la biología, es buena, puesto que transmite la vida. Es realmente un cambio de creencia, ¿verdad?

Si no pasamos por la etapa de la creencia, ¿hay verdaderamente terapia? En cuanto hay una enfermedad física, estamos obligados a cambiar una creencia; si no, a nuestro entender, no hay verdaderamente terapia.

---

47. Véase también la noción de egregor.

Para el Sr. Viola aquel reencuadre no tuvo ningún impacto, se quedó completamente bloqueado en el plano emocional. Para él, el aceptar dejar de sufrir por lo que ocurrió sería traicionar a su abuela. Ahí hay un candado por la lealtad que creemos deberle a nuestra familia. La formulación de la creencia consciente o inconsciente podría ser, en este ejemplo, la fórmula siguiente: «Mis antepasados se revolverían en la tumba si...».

Otro ejemplo: la Señora X tiene dos hijas que se pelean... Trabajaban juntas, se enfadaron y han dejado de verse. Este acontecimiento exterior entra en disonancia con el acontecimiento interior de la madre, que es la creencia siguiente. «Cuando una es una buena madre, los hijos forzosamente se entienden bien entre ellos. Así pues, si mis hijas no se entienden, es que yo he sido una mala madre». Ella se ha identificado con su papel de madre, con su misión de madre. Se ha limitado al resultado. Podríamos decir que está centrada en el resultado de la experiencia sin plantearse la experiencia en sí misma. En otro nivel, la pregunta es: ¿qué puede aportarle esta experiencia?

A ella la tiene limitada su creencia. La terapia puede consistir en ampliar el marco. Por ejemplo, cuando una es muy buena madre, les da toda la libertad a sus hijos, como, por ejemplo, la libertad de pelearse. Es un reencuadre de sentido que respeta las creencias del sujeto ensanchándolas, permitiéndole recuperar un confort interno con los mismos criterios y explorar otras maneras de estar en el mundo.

Una vez que hemos sacado al exterior el acontecimiento dramático (transgeneracional o personal), podemos percibir hasta qué punto ha sido bueno, útil, indispensable, vital, para nuestra presencia sobre la Tierra. Esto puede hacer que se bascule de una polaridad a la otra.

Constatamos así el impacto que tiene sobre nosotros la posición de observador. ¡Puedes convertirte en director de escena, o autor o escenógrafo, del espectáculo de la vida, en lugar de limitarte al papel de actor!

Ejemplo de creencia sociocultural
Un conflicto propio del ser humano es el conflicto de estética: «Es bonito, no es bonito». El animal no tiene conflicto de estética. Cuando un caballo monta una yegua, lo mismo le da si es bonita o no, él busca la calidad de la yegua. Para el animal, lo bello es la buena salud. Cuan-

do un ave, una hembra, va a reproducirse, elige al pájaro macho que tenga las plumas más bonitas, lo cual quiere decir que es resistente a los parásitos y a los insectos. Lo interesante es su calidad biológica. Así pues, estética = buena salud o buena resistencia.

Actualmente, estar delgado, estar flaco, es calificativo de belleza; esta creencia en absoluto implica la buena salud. Incluso es más bien lo contrario. En el inconsciente colectivo, hasta los años cincuenta, se dieron cuenta de que las personas que estaban gordas sufrían poco o nada de tuberculosis. Había que estar gordo y con grasa, mientras que el flaco era el que tenía potencialmente la tuberculosis o una enfermedad. No tenía medios para alimentarse. Hay aquí una discordancia entre el programa biológico y el programa social o cultural.

La lección de la vida: Podemos encontrar en cada situación un lado positivo. Esta transformación libera a su propietario de algo, y eso le permite cambiar de nivel, crecer. Es el cambio de punto de vista.

Puntos de vista
De 100 puntos de vista diferentes, hay otros tantos impactos, otras tantas conclusiones diferentes.

- Puedo vivir un acontecimiento desde mi posición personal, desde el punto de vista del interesado.
- Puedo vivirlo desde el punto de vista de mi familia.
- Puedo vivirlo desde el punto de vista de mis antepasados humanos.
- Puedo vivirlo desde el punto de vista de mis antepasados prehumanos.
- Puedo vivirlo desde el punto de vista de la Vida.
  Y el sentido dado al acontecimiento no es el mismo.
- En el escalón del individuo, la sensación consiguiente a la experiencia puede ser agradable o desagradable.
- En el escalón de la familia, y de mis antepasados prehumanos: útil o inútil.
- En el escalón de la vida, puede ser benéfica o maléfica.

Algunos se verán impelidos a considerar la experiencia en referencia a lo divino, a lo sagrado.

De momento, el Sr. Viola vive este acontecimiento –la violación de la abuela– como un drama. Pero, en realidad, no es un problema objetivo, es un problema subjetivo. ¿Cuál es el conflicto oculto?

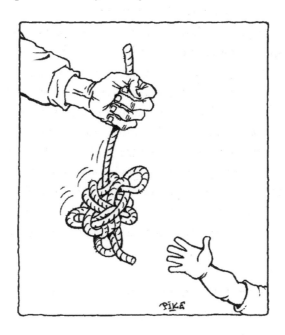

Su abuela transmitió el sufrimiento a su propia hija diciendo: «Qué violación tan horrible, etc.». La hija se hace cargo del sufrimiento. El nieto recoge la tarea de solucionar el conflicto, que no es suyo. Los padres transmiten a sus hijos las experiencias que realizaron y las que otros les transmitieron a ellos, así como las deducciones conectadas con ellas. La mayoría de las veces esto se hace de manera inconsciente, involuntaria.

Es como si yo les dijera a mis hijos: «La vida es como un juego; ¡os la regalo! Es importante para mí que practiquéis este juego. Lo único: no puedo daros todas sus reglas, todas sus estrategias ni todas sus metas…».

El pasar de una posición de violador a una de violado, o de violado a violador, no resuelve nada. Otro tanto ocurre con pasar de verdugo a culpable, de víctima a salvador, de paciente a terapeuta, etc. La terapia consiste en **cambiar de nivel, de marco, de sentido…**

Entonces, ¿cómo sanar, cómo ayudar a sanar esa fidelidad familiar?

¿Está preparado el sujeto para descubrir, y después para renunciar a los beneficios (reales o supuestos) que le ha aportado esta fidelidad familiar? Con bastante frecuencia, encontraremos una creencia que le hace dependiente de esos beneficios. Lo cual nos lleva a la pregunta siguiente:

¿Está dispuesto ahora el sujeto a renunciar a esa creencia?

He aquí el ejemplo de un punto de vista que abre opciones:

El bio-shock es el Koan[48]
¿Dónde está el tesoro, oro auténtico e inaudito?
¿Dónde está el impulso, el pedestal de la vida?
Aquí y ahora en lo inédito, lo inesperado,
en lo impensable lo repentino lo increíble lo imprevisto,
en la ruptura en nuestras almas entre el amor y la fuente.[49]

En el bio-shock, en ese drama en el que a veces quedamos bloqueados
se encuentra un misterio que se trama, fascinación abortada,
instante de iluminación rechazado, instante detenido en su carrera.

Todo se juega en el momento de sorpresa, de extravío,
una pregunta que importa, un aspecto desconcertante,
es el instante de exhibir el talento
que posteriormente puede liberarnos: ¡es tentador!

La ruptura puede ser entre alma y amor, entre amor y fuente, o por ausencia de amor.

9. ¿Identidad o identificación?

Los beneficios muchas veces se organizan en torno a una confusión de identidad.

---

48. Momento iniciático de iluminación propuesto de manera imprevista y sobrecogedora por un maestro a su discípulo, al que juzga preparado para convertirse, a su vez, en un maestro. A veces el bio-shock se queda sin resolver o acaba en mal resultado.
49. «La sede de la ruptura... Alma.... Amor... Fuente».

a) ¿Soy yo un código genético?

Podemos preguntarnos ahora cómo distinguir identidad e identificación. Numerosas personas son dependientes, incluso están identificadas con la relación. ¿Qué percepción de sí, qué consciencia de sí permanece en ausencia de relación? No obstante, tanto si estamos solos como acompañados, nuestro código genético es idéntico, sigue siendo el mismo. Tanto si me estoy dando un paseo por el bosque como si estoy en un restaurante, en medio de una multitud o solo bajo mi ducha, ¡no hay nadie más que yo que pueda ser yo! Pero ¿tengo yo la misma conciencia de esto? ¡Eso es menos seguro! Y si soy consciente, ¿de qué pequeña parte de mí solamente?

La conciencia es una cosa. La identidad es otra.

Aparentemente, mi código genético es el mismo en cualquier situación.[50] Pero, si me pierdo en la jungla y se me acercan unos leones, mi código genético responderá en relación con esos leones. Mi código genético, su esencia, su cualidad, es una potencialidad que no puede expresarse sin el otro, sin el exterior.

¡Y tu código genético no es el mío! Yo quizá tenga una reacción a los leones diferente de la tuya. Tengo una identidad diferente de la tuya, que me va a permitir una relación diferente.

Cada uno tiene su código genético. Pero la identidad va un poco más allá de eso.

b) Definiciones

Identidad:[51] *La raíz de esta palabra es «ídem», que significa «lo mismo». Es el carácter de lo que es idéntico.* **1.** *Carácter de dos objetos de pensamiento idéntico: identidad cualitativa o específica* (véase: *Similitud*). *Por ejemplo: «Las profundas identidades de espíritu, los parecidos fraternales de pensamiento».* **2.** *Carácter de lo que es uno.* **3.** *En psicología: carácter de lo que permanece idéntico a sí mismo* (véase: *Permanencia*).

---

50. *Véase* página 152.
51. Definición del *Diccionario Petit Robert*.

Identificación:[52] *Viene de «identificar». En psicología, proceso por el cual un individuo confunde lo que le ocurre a otro con lo que le ocurre a él mismo.*

Lo que es notable en la identificación es la *confusión*. La identificación puede tener consecuencias desfavorables o favorables. En el lado desfavorable, yo soy mi antepasado, sus conflictos en suspenso y sus límites. En el lado favorable, puedo ser sus cualidades o incluso ser un héroe de cuento, de mito o de otras historias metafóricas.

De ahí el interés de los cuentos que permiten identificarse, confundirse con un sujeto o una situación y entrar en contacto con sus recursos.

c) La relación crea nuestra conciencia de ser

Lo cual nos lleva a la noción de confianza en uno mismo. La falta de confianza en sí mismo puede hacer que nos deslicemos de la conciencia de ser a la necesidad de identificarnos.

Algunos autores erigen en ley: «Todo comportamiento disfuncional es causado por una imagen de uno mismo o una confianza en uno mismo que está coja».

La confianza en sí mismo está ligada a la conciencia de ser uno mismo.

Por ejemplo, el paciente aquejado de la enfermedad de Alzheimer ha olvidado todas las relaciones que ha tenido. Si quitamos del cerebro todas las experiencias relacionales, poco a poco llega un momento en el que uno ya no puede reconocerse. Es como las vitaminas, parecen indispensables, ¡no podemos prescindir de ellas! Imaginemos que un paciente olvida una cantidad enorme de recuerdos, hasta un punto en el que ya no puede decir: *«yo»* o *«soy yo»*. Todavía puede hablar, lo cual tiende a demostrar que ciertos aprendizajes ligados a los dos años de edad perduran.[53] No lo borra todo completamente; si no, estaría en coma vegetativo.

---

52. Definición del *Diccionario Petit Robert*.
53. Los dos años son la edad del aprendizaje de la palabra.

En resumen, el terapeuta se encuentra con mucha frecuencia en presencia de mujeres y de hombres que tienen:

- problemas de relación: consigo mismos y con los demás;
- problemas de identidad: ¿quién soy? ¿Quién no soy? ¿Y quién soy para el otro?
- lecturas de pensamiento masivas, interpretaciones relativas al comportamiento de su entorno; estados de victimización respecto de los demás.

d) Demanda de aprobación
¿Cómo se ha creado quien yo soy cuando uno se redefine a cada instante?

Hay algo paradójico: la relación es indispensable, y la relación es limitante. ¡Quien dice relación, dice separación de uno mismo! ¡Necesito al otro para saber quién soy, lo que soy, hasta dónde puedo ir y no ir!

La separación es limitante y, no obstante, en el nivel intrapsíquico, es de importancia capital, vital. Una persona solamente puede descubrirse si se limita su espacio. Si no, el niño, por ejemplo, se cree que él es el todo.[54]

Poco a poco, la persona va poniendo límites para decir: «Esto eres tú, esto soy yo; es tu pensamiento, es mi pensamiento».

El psicótico o el autista no llegan a definir su espacio frontera. No se les han puesto límites. Y esto es de suma gravedad en el plano del desarrollo del niño. Poner límites es uno de los papeles importantes del padre. Casi todas las cuestiones relativas a los límites, a la identidad y a la identificación se juegan en familia. En la terapia familiar, cada vez que el niño está en relación, dará una definición de sí mismo; esto constituye uno de los pilares de la terapia.

Es como si el niño le pidiera a su padre: «Papá, yo quisiera que tú me definieras, que me reconocieras como alguien que es capaz». Si el padre se manifiesta en el sentido de la definición positiva solicitada por el niño, el niño puede reconocerse y tomar confianza en sí mismo.

---

[54]. Véase la ilusión de la omnipotencia infantil descrita por Jacques Salomé.

Si la desacredita, si descalifica al niño, éste ya no puede construirse armoniosamente. Si la actitud del padre o la madre es mostrar descrédito y descalificación y no le proponen al niño otra definición de él, ahí aparecen la confusión y la patología.

Cuando el otro, mi padre o el referente, me dice: «Sí, tú eres estupendo», no está hablando de mí, ¡sino de sí mismo! Esto es paradójico.

Yo me quedo tranquilo, estoy feliz, existo porque otra persona me ha dicho que tenía el pelo rojo, la barba larga y la nariz pequeña. Estoy contento; y, no obstante, no se trata de mí. Yo soy moreno, imberbe, y tengo la nariz grande.

Esto es a la vez una dicha y una desdicha. Porque si yo, en tanto que papá, tengo una imagen de mi hijo que es extremadamente positiva, él tenderá hacia eso positivo. De modo que es útil que rebase lo aparente.

Y tanto si la imagen propuesta por el referente es positiva como negativa. Estoy atónito por el poder que le da el individuo a la declaración del otro, a la palabra y al pensamiento del otro. Es un poder en términos no de comportamiento, sino realmente de identidad.

Cuando el otro evalúa mis actos, mis objetos, yo me siento y me creo evaluado en términos de identidad.[55] Al inicio de la infancia, el impacto es máximo. A veces ese impacto dura toda una vida, como por ejemplo la gente que se pasa toda la vida sintiéndose culpable. En efecto, ciertas personas tienen expectativas de aprobación durante toda la vida. Se convierten en pacientes crónicos que viven una gran parte de su vida en terapia. Están instalados en la dependencia.

Reconocemos que hay algo realmente excesivo, apoyado en algo necesario. Como es excesivo un cáncer de hígado, apoyado en algo necesario que es almacenar energía: el glucógeno. Ahí es donde yo encuentro limitante esta expectativa de aprobación del otro. La entiendo en el niño, pero la encuentro muy limitante. Lo que piensen los demás de nosotros, ¡¡¡¡¡pff!!!!! Vivirlo en términos de identidad, en todo caso, es muy limitante. Quede claro que estoy hablando en términos de identidad.

---

55. Cuando me califican con la frase: «¡Es usted terapeuta!» yo contesto que no, que yo no soy una profesión: soy… ¡soy en devenir!

Es limitante para el resto de nuestra vida, desde la adolescencia a la edad de la sabiduría. Antes de la adolescencia, es necesario; después de la adolescencia y en la edad adulta, es limitante.

Para nosotros, la persistencia de esta identificación, de esta confusión, es un signo de no maduración, de infantilismo. Nuestra dependencia biológica, en cambio, es normal, tenemos necesidad unos de otros para sobrevivir, para que sobreviva la especie. Hay quienes mandan a paseo a sus padres y rechazan a todo el mundo; quieren vivir solos ¡y acaban como vagabundos! ¡Tenemos necesidades vitales relacionales!

En resumen: Al principio, la identidad está ligada al ADN, es la información primaria. Todo está en esa información, incluso la memoria ancestral…

Después, nos desarrollamos, evolucionamos y podemos tomar cientos de miles de caminos diferentes. Es posible activar ciertos programas y otros no. Pienso que el ADN no es más que la fase material de la cosa. Hay una fase inmaterial.

La encarnación es la materialización de algo. El ADN y los cromosomas pueden cambiar.[56] Cuando las personas tienen una enfermedad genética y la sanan, han cambiado sus cromosomas. El ADN tiene la capacidad de cambiar, incluso débilmente. Eso es la expresión de otro nivel.

Si cambiáramos con demasiada facilidad, seríamos demasiado lábiles. Ésa es la razón por la que solamente podemos cambiar algunas partes del ADN, algunas secuencias. Cada vez que entramos en enfermedad y después en sanación, cambiamos algunas secuencias de nuestro ADN. No es totalmente fijo. Tiene una pequeña labilidad potencial.

Es decir, que no creo factible convertirme en un mono, en un cordero, llegar hasta ahí. Pero sí podemos cambiar. Es posible ir más allá de la materia, materia que es la expresión, la materialización de algo que está aguas arriba. Ese algo que está más arriba constituye el proyecto, su expresión es instantánea (véase proyecto-sentido).

---

56. Según nuestra experiencia, el ADN es capaz de ciertos cambios, no es inmutable.

e) ¿Quién soy?
–¿Un rol, una relación, una suma o una consciencia pura?

En el caso del Sr. Viola, ¿este hombre está viviendo su vida o la de su abuela? ¿Él es él o su abuela? Hay cierta confusión entre la vida de dos personas. Es como si **la identificación primara sobre la identidad.**

Podemos hacernos la pregunta: «¿Yo soy yo o soy la vida de mi padre, de mi madre, de otros antepasados a través de mí?».

Cada comportamiento, enfermedad o expresión de la vida nos conecta con la historia de la vida (personal, familiar, etc.), y nosotros enriquecemos esa historia con nuestras experiencias.

Cuando aparece una nueva experiencia, si es significativa para la vida, la puedo incorporar a mi patrimonio. Yo soy un conglomerado, un agregado de las diferentes experiencias y adquisiciones de la vida, aglutinadas entre sí desde el inicio de la Vida.

¿Soy yo el conglomerado? ¿O soy aquel que es consciente de ser el conglomerado?

¿Se incorpora la experiencia a mi vida o es mi vida la que se incorpora, se adapta a la experiencia?

Identificación = parcelaria
Identidad = integridad

La metáfora de la forma sin nombre
En una charca, aparece una forma que me es difícil nombrar. Es una masa fangosa, de unos dos metros. Sale del cieno. Una vez seca, se sacude. Ese ser tiene una cabeza con un pico, tiene la boca bordeada de dientes brillantes. Tiene dos alas y unos miembros inferiores muy musculados. Se pregunta: «¿Quién soy?».

Se encuentra con un águila y le pide que le ayude. El águila le pide que conteste a esta pregunta:

—¿Tienes alas?

—¡Sí! –responde el ser.

—¿Puedes comer estas semillas?

—¡Sí! –confirma el ser.

Finalmente, el águila le dice:

—Entonces eres un ave.

El ser le da las gracias con una sonrisa que deja aparecer sus restallantes dientes. Reanuda su camino y se cruza con una gamuza que va saltando. Le pide a la gamuza que le ayude. La gamuza le hace una pregunta:

—¿Puedes saltar conmigo?

—¡Sí! –prosigue el ser, que se pone a saltar.

La gamuza, entonces, le informa:

—¡Pues eso es que eres una gamuza!

Perplejo, el ser reanuda su camino. Se cruza con un humano que le dice:

—¿Cuántas son tres por tres?

—¡NUEVE! –responde el ser.

—¿Cuál es el satélite de la Tierra?

—¡La Luna!

—¡Entonces eres un humano! –afirma el humano.

Aún más perplejo, el ser se pregunta: «Pero entonces, ¿quién soy en realidad? ¿Soy ave? ¿Soy humano? ¿Soy gamuza?».

Y el eco le devuelve esta última sílaba: «… yo … yo…».[57]

En el fondo de sí, se dice: «Ya he comprendido, he hecho un descubrimiento, **¡yo soy YO!**».

Hijo de A y de B:
Adivinad cuál es mi identidad

«Soy una parte de A, soy a la vez una parte de B; pero no soy ni A ni B. ¿Quién soy?

»Me llamo Naranja. En mí hay amarillo sin que yo sea amarillo, en mí hay rojo sin que yo sea rojo».

Puedo identificarme con el rojo, o con el amarillo, pero mi identidad es otra; mi identidad es naranja.

Cuando reúno A y B, son como dos colores que mezclo. Obtengo C, que puede, en lo ilusorio, en la apariencia, no tener ninguna

---

57. La gamuza se llama en francés «chamoix». De ahí la semejanza fonética, que no puedo trasladar al castellano, entre la última sílaba de esa palabra *(moix)* y el pronombre «yo» *(moi)*, que suenan exactamente igual. *(N. de la T.)*.

relación evidente, visible, ni con A ni con B. No siempre es fácil descubrir esas partes originales. A veces, veré exclusivamente a C, cuando en realidad detrás, enmascarados, se encuentran A y B.

Esto se puede complicar por la acumulación de numerosos colores que constituyen cada ser, por la suma de numerosas generaciones de ancestros.

«¡Es el vivo retrato de su padre! Tiene los dedos de su abuelo, los ojos de su tía y el pelo de mi amante…».

«Papá es piel roja, mamá es china, yo soy mestizo; estoy entre los dos».

¿Acaso soy solamente eso? ¿Soy solamente el conglomerado, la suma de esas memorias?

¿Es distinta la identidad de esa suma, de esa asociación de culturas, de aprendizajes positivos y negativos?

Esta suma puede vivirse como un combate interior: «No podré satisfacer a la vez las indicaciones, los deseos o los conflictos de A, mi madre china, y los deseos o los conflictos de B, mi padre piel roja».

Se trata de alguien dentro de mí (A B C D E F G…) que tiene como tarea, como misión, como sentido, solucionar el problema de A B C D… A veces se trata de una doble coerción cuando tengo el deber de satisfacer a A y a B en mí, siendo así que estas dos partes tienen demandas opuestas.

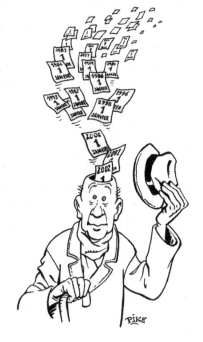

El objetivo en un momento dado de la terapia puede ser hacer «egoísta» al paciente, en el sentido de «tener amor hacia sí mismo». El paciente ya no estará en un amor de deber, de obligación, de reparación, de coerción, en una no-elección. Estará en una relación verdadera con los demás y verdadera consigo mismo.

La relación crea la identidad. Es un sistema de interdependencia.

El Yo es una entidad que se mueve en el tiempo, que se mueve en relación con las experiencias que vamos viviendo. El niño es construido por la mirada de los padres. Después se construirá con los modelos que vaya integrando. Eso es lo que hace que él esté en sí. Se sentirá en sí. Tendrá así la percepción de sí. Siempre está en movimiento, en proceso de cambio.

Como hemos visto anteriormente, si enchufáramos a un cerebro un aparato que le hiciera olvidar todos los encuentros de su vida, poco a poco ya no podría reconocerse. Ya no tendría la sensación de ser él.

En cierta manera, esto es lo que ocurre con la enfermedad de Alzheimer.

E. La adaptación a lo real

1. Volver a poner movimiento: La guerra ha terminado

He aquí un ejemplo de identificación. Era invierno. Yo tenía encendido un calefactor de petróleo como refuerzo. La Sra. Épousede [Esposa de], unos sesenta años, entra en el vestíbulo de la consulta. ¡El calefactor se apaga! Lo vuelvo a encender, se apaga de nuevo. A pesar de varios intentos, aquel día no logré volver a encender el calefactor, todas las veces se apagaba la llama.

Renuncio a encenderlo y doy comienzo a la entrevista con la Sra. Épousede... entre el frescor. Ella se sienta y dice: «Tengo insuficiencia respiratoria, ya no me entra aire».

Yo anoté aquella sincronicidad. He aquí ahora la situación que fue responsable de esa enfermedad.

Esta señora, hacia su treintena, vivía en el centro de Francia, en donde tenía un puesto de responsabilidad en un centro escolar de renombre. Ese centro y su joven responsable eran el punto de mira de la municipalidad y del rectorado. Su marido llevaba una vida disoluta; sus prácticas sexuales y sus borracheras eran conocidas por todos.

La Sra. Épousede se sentía en vilo; había discordancia entre la moral de esa sociedad a la que se suponía que ella representaba y el lado libertino y excesivo expresado por su cónyuge. Se sentía atrapada.

Cuando salía con su marido para alguna actividad pública, la cosa no iba bien; cuando no salía con él, tampoco. En cierto modo, ella estaba aprisionada, se le impedía vivir, respirar.

La propuesta terapéutica es la siguiente: «Señora, eso ocurrió hace treinta años. Desde que usted se divorció, la situación cambió. Ahora usted puede salir, no salir, frecuentar a quien usted quiera, nadie se lo reprochará; nadie dirá: "es la mujer de don Fulano"».[58]

Ella exhaló un gran suspiro de alivio y, al instante siguiente, había recuperado la libertad de la respiración y de su libertad gestual. Subió y bajó, aparentemente con comodidad, los pisos que separan mi despacho de la planta baja.

Esto nos devuelve al tema del libro: ¿qué fue lo que hizo que ella se curara?

Que aceptó visceralmente la evidencia, la evidencia de que aquello se había acabado. La evidencia de que ella no tuvo solución en aquel momento, pero que ahora no había que buscar solución ninguna porque la situación problema ya no existía.

Muchas veces, una herramienta terapéutica eficaz es **aceptar que en realidad ya no hay problema.** Es **volver a dar movilidad, movimiento a algo que estaba paralizado.** «Estoy bloqueado en una cosa que vivo como imposible de superar, finalmente doy por agotado el tema, ya no tiene importancia. Es otra cosa». Este reencuadre suele ser eficaz para arreglar los problemas transgeneracionales.

Otro ejemplo: La Sra. Regret [Lamentación] dice: «Mi abuelo era un cabrón, tenía amantes».

Aquello era un gran sufrimiento para la abuela y para la nieta. La cosa principal, lo importante, objetivamente, es que le hubiera transmitido la vida.

«Con toda evidencia, lo que ocurrió hace cincuenta o cien años no es mi conflicto, no es mi dificultad. Yo no tengo ningún poder para regresar ahí, no lo puedo solucionar, lo único que puedo hacer es ser **espectadora.** Es como si **confundiera** la película que estoy viendo —que es la película de mi historia familiar— con lo que me

---

58. Ella se identificó con la mujer de aquel señor, ella es la mujer de su marido.

ocurre a mí, me confundo yo con la historia. De hecho, puedo disociarme de la cosa. Puedo ver la cosa, pero no soy yo quien está en esa situación».

El síntoma, el comportamiento y la enfermedad existen, porque, según el inconsciente biológico, son el equivalente a la mejor solución de supervivencia encontrada en un momento dado de la historia personal o familiar.

Así, cada generación acoge, reproduce, actualiza, enriquece y después transmite, de siglo en siglo, todas las soluciones ganadoras de supervivencia biológica.

Lo que fue una solución en un momento dado, lo fue en un momento dado. La terapia consiste, entre otras cosas, en reactualizar al paciente en un nuevo entorno, en reconciliarlo, readaptarlo al mundo exterior que ha cambiado desde la guerra de 1914-1918, desde la historia de la abuela o después de lo que sea.

Ejemplo:

- Vivo en la Edad Media, soy francés. La referencia sociocultural es matar a los ingleses.
- Vivo en 1914, continúo matando a los ingleses; no obstante ¡son los aliados! Voy completamente a contrasentido.
- Si en 1939 no quiero matar a los alemanes, estoy en contrasentido.
- Ahora, en el siglo XXI, los alemanes son aliados nuestros, y, si quiero matar ingleses o alemanes, vuelvo a estar en contrasentido.

El sentido de lo que está bien, de lo que está mal, de lo que está adaptado o inadaptado ha cambiado varias veces en un siglo.

Hay dos aspectos:

- percibir el cambio (ahora estamos en el siglo XXI) y
- constatar si la solución sigue siendo adaptada (matar a los ingleses o a los alemanes).

Puedo conservar la referencia, la creencia anterior (el inglés es peligroso) o modificarla:

- el inglés da tranquilidad;
- el inglés ni es peligroso ni da tranquilidad, etc.

En conclusión, si acepto que la situación ha cambiado y que la solución ya no está adaptada, eso me lleva a imaginar, a crear otra solución, un nuevo comportamiento, una creencia nueva relativa al mismo tipo de situación.

Para que haya conflicto, necesariamente tiene que haber inadaptación al conjunto o a alguno de los elementos de aquello que el inconsciente del paciente percibe como realidad.

En el caso en el que yo quisiera matar alemanes cuando vivimos en el siglo XXI, hay una inadaptación; se trata simplemente de tomar conciencia de que «todo» ha cambiado, «todo» ha evolucionado. A veces yo rechazo la evolución… A veces el problema ya no existe, es pasado, y aquello que aún planteaba un problema, lo que lo mantenía vivo, era una creencia limitante. A veces es actual, porque es la situación presente la que plantea un problema en la confrontación con mis valores.

Ejemplo: «Estoy metido en un problema profesional. Si hablo de mis valores, de lo que cuenta para mí, de mis opiniones, me van a despedir».

El problema juzgado como irresoluble se encuentra en el presente, y no en el siglo XIX. El individuo está en un conflicto activo, aunque éste le remita a una historia antigua; está buscando una solución inmediata para un problema inmediato, y no una solución simbólica o intelectual para un problema que ya no existe en el presente.

En estos dos ejemplos, estar contra los alemanes en el siglo XXI y estar en peligro de ser despedido, hay un punto en común: estoy inadaptado, tengo que evolucionar, se me propone que evolucione.

El 1.er ejemplo es flagrante, la guerra ya terminó.

En el 2.º, la estructura está más disimulada: la propia presencia del problema, de malestar, me expresa la inadecuación y la necesidad de evolucionar.

La invitación es la siguiente: encontrar otra estrategia, crear otra solución.

Por ejemplo, yo siempre he sido empleado, y a lo mejor si me pongo por cuenta propia salgo de este yugo. Es una solución concreta que creará otra cosa. ¿Cuál es el mensaje, cuál es la intención positiva de lo que yo, de momento, percibo como una dificultad? ¿Cuál es el lugar interior que voy a poder trabajar, hacer madurar y evolucionar gracias a eso que, hasta ahora, percibía como un problema?

2. La evidencia

Einstein decía que la solución no está en el mismo nivel que el problema. Si no, hace mucho que la dificultad estaría solucionada.

Muchas veces, cuando hay terapia y tránsito hacia la sanación, hay cambio de nivel.

Ejemplos:

1. Sr. Viola, usted está asociado al nivel de su abuela, que fue violada (es decir, que está asociado a eso en parte). Usted se puede permitir sanar pasando a su propio nivel, ¡porque usted no es su abuela, ni ella, ni su vida! Entre ustedes dos han pasado dos generaciones. En cierto modo, es imposible arreglar lo que ocurrió antaño, hace una semana o hace setenta años, ¡si bien con mucha frecuencia lo intentamos inconscientemente! Y por otro lado, ¡ahora ya da lo mismo!

Es un cambio de nivel que actúa en el plano de la identidad, del reencuadre de sentido y de «la guerra ha terminado».

2. El Sr. Lombal [Lumbar] quedaba bloqueado con mucha frecuencia por episodios de lumbalgia, más o menos invalidantes. Evitaba cargar peso y vigilaba su peso para aliviar la columna. Tras varios años de sufrimiento y de investigación para acabar con ello, descubrió un código posible para esta afección: desvalorización dentro de un clima de sexualidad y/o de reproducción.

Le volvió a la memoria una historia contada por sus padres: en 1944, acabada ya la guerra, sus padres deseaban tener un hijo. La futura madre nunca había estado embarazada, su cónyuge fue padre antes de la guerra. Tras varios fracasos, se empiezan a preocupar: ¿serán capaces de procrear, de engendrar? Consultan y prueban diferentes tratamientos que se saldan con un fracaso. Al ir pasando el tiempo, la inquietud va en aumento.

Con toda evidencia, el Sr. Lombal fue concebido, fue engendrado. Existe de manera concreta y real. Él es la prueba viva del éxito parental en la reproducción.

Al tomar conciencia de esta evidencia, descubre que esta situación conflictual no es suya, sino de sus padres, que el problema de sus padres está arreglado porque él está aquí, que esa guerra está terminada y ganada. El día siguiente mismo, el Sr. Lombal había recuperado una movilidad lumbar satisfactoria asociada a la desaparición de los dolores. Pasados varios meses, este hombre había engordado y podía cargar grandes pesos.

¿Por qué fases sucesivas pasa el sujeto? Hemos insistido en la importancia del resentir, que en cierto modo es la piedra de Rosetta de la terapia. En nuestra experiencia, el resentir no es fijo, evoluciona. Recogiendo las nociones antes abordadas, podemos describir 4 fases.

3. Las 4 fases de evolución del resentir
1.ª fase: tener la experiencia del problema.
Ejemplo: Al Sr. Laconduite [La conducción] le da miedo conducir él cuando va en coche. ¡Cuando conduce su coche y va solo, siente angustia!

2.ª fase: Tener la experiencia de la ausencia de problema.
«Va usted a hacer lo que yo le voy a decir… ¡y, sobre todo, **no sienta angustia…!**».[59]

Es imposible. Lo mismo ocurre cuando uno de los padres le dice a un niño: «Tú, sobre todo, no tengas miedo». Eso le obliga a orientar su mente hacia esa emoción para después dirigirse hacia otra cosa que puede ser curiosidad, angustia o aburrimiento.

La negación del problema no es la solución.

Ejemplo: Cuando el Sr. Laconduite, durante la terapia, **ya no tiene miedo** de conducir solo su coche. Nosotros ignoramos lo que él siente. ¿Lo sabe él?

---

59. Es la historia de la no-jirafa: «¡Por favor, no piense en una jirafa!».

3.ª fase: Tener la experiencia de la solución.
«¡Ahora concéntrese y piense en un momento agradable!». Es más directo y eficaz expresar positivamente la cosa de la que se trate (piense en...), mejor que expresarla negativamente (no piense en...).

Ejemplo: El Sr. Laconduite **se siente relajado,** confiado, cuando va solo al volante de su coche.

4.ª fase: Ni problema ni solución, sino más allá.
Ejemplo: El Sr. Laconduite un día, mucho después de su terapia, cuando va al volante de su coche, no siente ni angustia ni confianza, va conduciendo.

En efecto, si llegamos a **pasar al nivel de la evidencia,** el problema ya no se plantea. El problema se plantea cuando no llegamos a alcanzar el nivel de la evidencia.

¿Qué nueva evidencia puedo poner en el lugar de la antigua?

La evidencia es una estratagema indispensable. No se la llama así, pero es así como la vive el paciente. Y si no encuentro una evidencia para el individuo, paso por una evidencia para la familia, para el clan, para la especie, para la vida.

4. La aceptación

Una evidencia fundamental es que nuestra biología no puede hacer otra cosa más que aceptar lo que es: ¡la lluvia los días de lluvia, la oscuridad las noches sin Luna y la salinidad del agua del mar! Nuestra psicología terca, caprichosa, testaruda, puede negar la evidencia de la realidad: «¡Es el fin de semana, yo quería que hiciera Sol y digo que hace Sol aunque esté calado hasta los huesos!». «¡Era mi gato y no quiero que se haya muerto porque le tengo cariño y lo necesito, está vivo y va a volver!»...

Los indios decían: «Aceptar es acoger y dejar que fluya en el gran río de la Vida».

Al aceptar, me convierto en sujeto y ya no en objeto. Acojo el acontecimiento, lo dejo fluir. Esto quiere decir que ya no estoy paralizado en la sensación o en el acontecimiento. Es una manera de salir de la tensión interna. Algunos pacientes fueron agredidos, abandonados, con 3 años o con 5 años. Acogen el acontecimiento... y sanan de él.

Te propongo un experimento: sal de tu referencia constante al juicio. Propongo y digo simplemente que es posible no juzgar, vivir la experiencia de eso durante unos instantes y sentir lo que ocurre.

Tres etapas: acoger, aceptar y dejar fluir

- Soy yo quien acoge este acontecimiento.
- Ya no soy sujeto pasivo, me convierto en actor.
- El acontecimiento ya no está paralizado, se ha vuelto móvil. Vuelvo a darle movilidad a la cosa.

La aceptación es también, en un estadio muy elevado, acoger todo lo que existe. Desaparecen el bien y el mal. Desaparece el juicio. Desaparece la separación. Aparece la unidad. Y todo se convierte en ese Todo que, al final, se convierte en la sanación.

Podemos ayudar al consciente que opone resistencia frente al inconsciente. Podemos pedirle al inconsciente que acepte, que integre esa aceptación en todos sus aprendizajes, en todos los sentidos que le ha dado a su historia, en la historia que ha recordado espontáneamente. Podemos pedir al inconsciente que acepte, que integre esa resistencia.

La aceptación es un acto terapéutico

Es fundamental aceptar lo que es. Aceptar es un medio de evolución y de sanación. Una vez que X acepta que sus hijos puedan hacerse adolescentes, acepta la irreversibilidad de la cosa, eso ya nunca más será como antes, y él evoluciona.

Lo que se crea es un nuevo espacio. Un espacio de vida y de perspectiva que permite al paciente verse desde el exterior y encontrar un plan, un hilo conductor, un sentido a su vida, a los acontecimientos.

Aceptar no quiere decir estar de acuerdo, ni estar sometido a... Aceptar es acoger y dejar fluir en la gran marea de la vida.

Ejemplos: ¡Acaban de construir una tapia en el camino que yo tomaba habitualmente! ¿Puedo ignorarlas, a ella y las consecuencias que ello implica? Sí, en cuyo caso me choco contra ella. Otra opción: acepto la realidad, no me someto a ella, doy un rodeo. Aceptar me permite reaccionar, adaptarme para ventaja mía, sentirme bien. **Acepto o rechazo la realidad material.**

- Atropellan un gato en la calle delante de mí. O bien lo acepto, ¡el gato está muerto y yo me siento vivo!, o bien no lo acepto, me pongo enfermo, y el gato sigue muerto. Esa muerte es una realidad. Eso no implica que yo esté de acuerdo en que al gato lo haya atropellado un coche, eso tan sólo implica la aceptación de lo real. **Acepto o rechazo la realidad de los acontecimientos.**
- El Sr. X ve mal, rechaza la enfermedad de los ojos y no lleva gafas porque niega esa enfermedad, no la acepta y se pasa el día chocándose con obstáculos. **Acepto o rechazo la realidad de la enfermedad.**
- La Sra. X rechaza que se haya marchado su marido. Hace 10 años que se divorciaron y ella sigue esperándole… Entre tanto, él se ha vuelto a casar y ha tenido un hijo. Su rechazo a aceptar la realidad hace que ella siga sin compañero desde hace 10 años, sola. **Acepto o rechazo la realidad identitaria** de estar divorciada.
- El Sr. X tiene un hermano que le rechaza. Esto le hace experimentar una rabia extrema, al mismo tiempo que está en contra de esa rabia, porque se declara creyente, muy practicante. Rechaza estar en contacto con su ira, con su furor, incompatible con la imagen que él tiene del creyente. **Acepto o reprimo la realidad emocional** que se convierte en síntoma.

El camino de la sanación tiene una etapa insoslayable: aceptar el problema. Después puede aparecer una integración de la novedad.

5. Terapia = reorganización por parte del paciente de su psique, reunificación

«La inducción y el mantenimiento de un estado de trance permiten el acceso a un estado psicológico particular en el que el paciente puede reasociar y reorganizar sus complejidades psicológicas internas y utilizar sus capacidades propias, de una manera que esté en concordancia con lo que la vida le ha enseñado a través de múltiples experiencias…

»La terapia es la consecuencia de una re-síntesis interior, hecha por el propio paciente, sobre su manera de comportarse.

»Es exacto decir que las sugestiones directas pueden operar un cambio en el comportamiento del paciente y desembocar en una cura sintomática, al menos durante un tiempo. No obstante, tal sanación no es más que una reacción a la sugestión y no conlleva la re-asociación y la reorganización de las ideas, comprensiones y recuerdos, esenciales no obstante para un verdadero restablecimiento.

»Si el paciente favorece la sanación es a través de esas reorganizaciones y esas re-asociaciones efectivas de las experiencias de su propia vida, y no mediante las manifestaciones de **un comportamiento reactivo a una sugestión que, en el mejor de los casos, no puede hacer más que satisfacer al observador**».[60] E. Rossi.[61]

a) Integración de todo dentro de sí

¿Qué ocurre en ese tiempo de tránsito hacia la evidencia, la reconciliación, la sanación, durante el tránsito de la explosión a la reunificación? Un aglomerado, un acúmulo de experiencias.

¿Qué ocurre cuando reelaboramos algo? En profundidad, nadie lo sabe; en superficie, lo que sale es emoción. Todo el resto es misterio. ¿Está ligado al cerebro? Algunos así lo creen. El cerebro, ese espacio mágico entre lo concreto y lo abstracto, esa interfaz entre material e inmaterial. El único órgano capaz de transformar lo abstracto en concreto es inversamente capaz de transformar el pensamiento, los deseos, en actos, y nuestras observaciones en reflexiones.

Cuando una experiencia difícil no encuentra solución, sigue siendo conflictiva. O la rechazamos y la sacamos fuera de nosotros o la reprimimos en nuestro interior. La sanación es: «Puedo incorporar esta experiencia a mi vivencia para que sea coherente. Le doy coherencia a la cosa, a algo que nunca fue conocido; ahí se produce el cambio de nivel».

¿Qué quiere decir cambio de nivel? El ser humano se convierte en algo nuevo, tiene una experiencia que nunca ha conocido anteriormente, se convierte en lo que él nunca ha sido.

---

60. Es decir, al terapeuta.
61. En *Psychobiologie de la guérison, véase* bibliografía.

Gracias a esta asimilación de la experiencia, ese aprendizaje permite un crecimiento, una evolución iniciática hacia más presencia en el mundo exterior, real y cambiante.

Ahí, vamos más lejos, puesto que de lo que se trata es de reconocer ese pedazo que está en nosotros, pero que no está incorporado.

Si hacemos un pastel con harina, al inicio ésta está fuera de la masa, por ejemplo guardada en una alacena. Después esa harina se añade y se mezcla; a veces hace grumos. Una vez asimilada, la masa queda lisa, elástica y untuosa. ¡El acontecimiento está, pero está oculto, está en mí, está separado del yo! A veces la *enfermedad* puede darle a la persona la ilusión de ser el *yo*. La enfermedad es como una nueva identidad. La persona es el cáncer. Dice que es cancerosa, esclerótica, infartada, ulcerada, descalcificada, tumefacta, inflamada, tuberculosa, que es un/a enfermo/a.

Otras personas están identificadas con su profesión y declaran: «¡Soy pintor! ¡Soy florista! ¡Soy esto o aquello!».

Se trata de encontrar ese elemento con el que se identifica la persona, la situación con la que se identifica, y todos los soportes necesarios para que se produzca una identificación.

Después, si ella lo desea, es posible guiarla, suavemente, hacia la **integración** de esta experiencia en su yo profundo. Integración no es **identificación:** yo como sardinas, pero no soy una sardina; la sardina, en cambio, sí se convierte en Yo.

b) Un «instante de sanación»

La personalidad de Cristo me interesa en varios niveles. ¿Cómo lo abordaba él, en qué nivel de sanación se encontraba cuando, por ejemplo, está con ese ciego que acudió a él?

«[…] le trajeron un ciego, y le rogaron que le tocase. Entonces, tomando la mano del ciego, le sacó fuera de la aldea; y escupiendo en sus ojos, le puso las manos encima, y le preguntó si veía algo. Él, mirando, dijo: "Veo los hombres como árboles, pero los veo que andan". Luego le puso otra vez las manos sobre los ojos, y le hizo que mirase; y fue restablecido, y vio de lejos y claramente a todos. Y lo envió a su casa, diciendo: "No entres en la aldea"». (Marcos, 8, 22-26).

Aquí, la terapia no dura mucho tiempo. No conocemos la vida de ese hombre, ni sus conflictos, ni su historia familiar. Hay muy pocas palabras, pocos actos, y es eficaz. No sabemos qué fue de ese hombre después. Es posible que muriera, como Lázaro. Todos murieron. Finalmente, te sanas o no te sanas, pero mueres de todos modos. Se trata solamente de un instante, de un instante de sanación.[62]

Así que, terapeutas, ¿pensáis obrar mejor que los dioses o ser superiores a Cristo?

6. ¿Sanación mediante algo real o virtual? ¡Mediante lo emocional!

De hecho, no dejamos de sanar. Estamos en asfixia: «¡Ah! Mira, estoy sanando, acabo de respirar. Mi conflicto es: me falta oxígeno. Estoy enfermo durante dos segundos y después, ¡ah!, me he curado, ya tengo oxígeno». En este caso, el problema está en lo real, no está en lo simbólico.

Para un problema real hace falta una solución real: si carezco de alimento, un símbolo no servirá para nada, necesito alimentos sólidos.

Nos vemos abocados a diferenciar problema real y problema simbólico. El Sr. X está desnutrido, caquéctico, y el Sr. Y acaba de quedarse sin trabajo, tiene miedo de no tener ya suficiente dinero para cubrir las necesidades de su familia en lo relativo a confort y escolaridad. Ambos hacen una patología del hígado. La biología del segundo se ha dejado atrapar en el **señuelo.** En realidad, no corre ningún riesgo, ¡probablemente no se va a morir de hambre! Éste es el caso del 99,99 % de nuestros pacientes.

Un problema real o virtual produce un síntoma real.

Los problemas virtuales (99,99 % de los casos) se solucionan mediante una solución imaginaria, simbólica, virtual o real.

En conclusión:

---

62. ¿Lo importante es la experiencia o el resultado de la experiencia? ¿Lo importante es la vida o el resultado? ¡Os invitamos a vivir aquí y ahora la experiencia de cada instante!

1. Un problema virtual produce una enfermedad real. La solución virtual de este problema virtual produce una sanación real.
2. Un problema real que produce una enfermedad real exige una solución real para que haya una sanación real.

La solución es apropiada para el problema y no para la enfermedad. Si nos detenemos en la enfermedad, que es física, damos medicamentos reales, físicos, como los antibióticos, por ejemplo. Si subimos hasta el problema, que es virtual, imaginario, emocional, etc., la solución puede ser virtual también.

He aquí un ejemplo: al inicio de mi carrera, consciente de que las enfermedades estaban en relación con un bio-shock, lo pongo en práctica, confronto a las personas con su conflicto. Por ejemplo, le digo a una paciente: «Señora, tiene usted cáncer de mama, es porque murió su hijo». Finalmente, también ella murió de su cáncer de mama. Según la evidencia, el hecho de comprender el conflicto que tienes, de tener su explicación intelectual, no permite automáticamente resolver el bio-shock o sanar.

Ante el fracaso de las soluciones estrictamente intelectuales, me planteé otras formas de terapia. Una frase atrajo mi atención. Es el truismo siguiente: «A una madre no se le enseña a consolar a su hijo». Es interesante y, no obstante, ¡es falso! En el terreno, la experiencia me ha demostrado que uno podía verse abocado a enseñar a una madre a consolar a su hijo; hay madres que no saben.

7. La confrontación con la experiencia
(* protocolo terapéutico)

1. Una señora tiene un problema con su niña interior.
2. Le pido que lo **simbolice,** que tome un modelo que represente a esa niña y que la consuele.
Tomo notas. Esto es lo que detecto:
3. La madre puede hablar a la niña.
4. La madre puede tener atenciones con esa niña.
5. Puede estar en el papel de la madre, exterior a la niña.
6. Puede estar en el lugar de la niña, en el interior de ésta.

7. Para comunicarse con esa niña, puede utilizar la palabra, el canto,
8. el tacto,
9. gestos,
10. mímicas.

    Después detecto que hay varios niveles:
11. El nivel de los acontecimientos: «Cuéntele la dificultad con la que está usted confrontada».
12. El nivel intelectual: «Le propongo que le dé la solución intelectual a ese problema».
13. El nivel emocional, que es el verdadero consuelo que ha pasado por lo afectivo.

A resultas de esto, les propongo este modelo a las personas que se muestran dispuestas a ello. Algunas pasan por lo emocional y sanan instantáneamente. Posiblemente te extrañe la simplicidad de esta herramienta y que digas: «Hablarse, consolarse, hacerse mimos... es divertido o incómodo». Si no pasamos a lo emocional, no hay experiencia. Corremos el riesgo de quedarnos estancados en el plano intelectual.

- En primer lugar: autorizarnos[63] a regresar al acontecimiento que es la causa, real o supuesta, de la dificultad.
- En segundo lugar: ponernos en situación real o simbólica —por lo general simbólica—, y reconstitución de esa situación expresada, mediante: «Describa usted la dificultad en la que se encuentra».
- En tercer lugar: tránsito posible, pero no obligatorio, por el intelecto, para encontrar una solución intelectual a la situación.
- En cuarto lugar: tránsito por lo emocional o un consuelo. Se produce una salida de energía, y luego la dispersión de una energía que quedó acumulada y cristalizó en el conflicto. De lo que se trata es de disipar esta energía para que desaparezca (y, por ejemplo, se convierta en vapor, «Va! Peur»).[64]

---

63. Hay personas que se lo niegan.
64. La palabra francesa *vapeur* (vapor) se puede disociar en *Va! Peur* (¡Ve! Miedo), que fonéticamente suena exactamente igual. *(N. de la T.)*.

Podemos encontrar, si desplegamos el acordeón, estas diferentes etapas; se nos imponen.

Podemos adaptar, modular cada vez la manera de poner a la persona en situación, y la manera de encontrar una solución mental o intelectual. Las maneras de liberar el tránsito de lo emocional son múltiples.

Esquemáticamente, existen dos vías: la emocional y la intelectual.

F. ¿Vía emocional o vía intelectual?

Muchas veces estas dos vías son simultáneas.

1. La terapia intelectual eficaz crea un cambio emocional, inmediato. El hecho de transformar una creencia, de cambiar, por ejemplo, el sentido que le damos al drama vivido por un antepasado, tiene un impacto emocional inmediato. Esta transformación emocional puede tener, asimismo, un impacto físico.
2. La terapia emocional trabaja sobre la recuperación de las emociones y tiene impacto sobre las creencias.

Es muy útil verificar el eventual resultado al final del trabajo mediante ciertos tipos de preguntas. Después de hacer un trabajo de comprensión, de análisis, el sujeto vuelve a colocarse en situación problema y responde a la pregunta: «¿Qué siente usted a partir de ahora?».

Después de un trabajo más emocional, el sujeto puede preguntarse cuál es su opinión a propósito de aquello que le perturbaba.

A mi entender, el trabajo tan sólo ha sido eficaz si la persona **siente más confort y piensa de otra manera.** ¡Ha cambiado en su mismo fondo! En ese caso, puede expresar, por ejemplo:

—«Me siento liberado», fórmula que caracteriza el impacto emocional de un cambio de opinión intelectual.

—«¿Qué importancia tiene? ¡Me da igual»; «Ya no le doy en absoluto el mismo sentido. A fin de cuentas, ¡no es para tanto! ¡Ha sido interesante! Veo las cosas de otra manera». Estas declaraciones objetivan el impacto intelectual de un cambio emocional.

En conclusión, cuando se mueve la opinión es importante verificar por dónde va la cosa en el nivel emocional. Y al contrario.

El tránsito hacia la sanación es como el tránsito hacia la enfermedad. Ambos implican emociones y creencias.

1. La metáfora del «diábolo» y la unificación del cuerpo y de la cabeza

El diábolo es un juego para niños. Este juego utiliza dos varillas unidas por un cordel. El diábolo tiene la forma de dos conos redondos unidos por un estrechamiento en el centro. A esto se le llama «diábolo», que quiere decir: dividir entre dos cuencos.

Son dos cuencos que están divididos y se tocan por el centro. Dos cuencos; esto puede representar a un lado la cabeza y al otro el cuerpo, unidos por el cuello, por la garganta. Dos cuencos pueden representar también los dos hemisferios cerebrales reunidos por el cuerpo calloso... A un lado se sitúa el intelecto, al otro se sitúan las emociones. A un lado se sitúa el cerebro emocional, intuitivo, al otro el cerebro mental, intelectual. La terapia consiste en hacer pasar del diábolo al «símbolo», a la recuperación de la unidad.

En la Antigüedad, los contratos entre los campesinos en Grecia se celebraban así: tomaban un ladrillo y lo partían en dos trozos. Cada uno se marchaba con un trozo, que era el símbolo de un contrato otorgado en un momento dado; en lo sucesivo había que reunir esos dos trozos.

En terapia, cuando hacemos trabajar a alguien en el plano intelectual mediante tomas de conciencia y conocimiento, y se produce un cambio de reflexión, de opinión o de creencias, es indispensable verificar que la información haya pasado igualmente al cuerpo.[65]

«Cuando vuelves a revivir, y no a pensar, este acontecimiento, ¿cuál es la emoción corporal, física?».

Si no ha cambiado nada, la persona sigue aún en la división, en el diábolo. Está separada, estrangulada. Si dice. «Es curioso, ahora me **siento** sosegada, alegre, serena, tranquila», se ha recuperado la **unidad.** Y la terapia ha sido eficaz.

---

65. Esto se puede verificar mediante la kinesiología, por ejemplo.

A veces, la puerta de entrada terapéutica es emocional pura, y en tal caso ayudaremos a esa persona a llorar, o a gritar y a hacer que aparezca lo emocional, hasta desembocar en el momento en que se sienta aliviada, liberada, serena, tranquila, sosegada. Es indispensable preguntarle:

«Respecto a esa situación traumática de partida, ¿qué **piensa** usted?».

Es el test de validación del trabajo de cambio, que muestra haberse logrado cuando dice. «Tengo una opinión totalmente diferente».

Si no es el caso –y esto ocurre–, la persona ha trabajado en lo emocional, ha llorado, y sigue teniendo la misma opinión sobre ella, sobre el otro o sobre el mundo. En el fondo no ha cambiado nada... Tú, como terapeuta, podrás plantearte cambiar de coche regularmente gracias a esos/as pacientes que vendrán estrangulados entre lo mental y el cuerpo emocional, bloqueados entre el hemisferio derecho y el hemisferio izquierdo. Estas personas son los casos largos, que se han quedado atascados por inercia de su lento cuerpo calloso que se traba.

Un aspecto de la terapia consiste en hacer que se pase

- del diablo al símbolo,
- de la división a la unidad (entre el hemisferio derecho y el hemisferio izquierdo),
- a una circulación fluida entre el mundo de las opiniones, de las creencias, y el de las emociones.

Ahí es donde encontramos el límite de utilizar una sola herramienta. Hay personas que aceptarán ir al plano intelectual, pero se niegan a pasar a lo emocional: «Es ridículo, es demasiado estúpido, prefiero quedarme en mi caparazón».

¡Es un rechazo! ¡Es una resistencia! Ahí es donde se ve los que están bloqueados y los que no lo están.

En conclusión, el tránsito puede hacerse en el sentido acontecimiento → intelecto → emoción o acontecimiento → emoción → intelecto. La **libre circulación** emoción/intelecto es la que produce el verdadero cambio de nivel.

Si solamente cambio uno de los dos, recaeré, porque, en realidad, no he arreglado nada. He sacudido la balanza. Lo único que he resuelto es que el terapeuta pague la factura de la electricidad. Pero no es forzosamente éste el objetivo de la terapia. Porque el mitómano es alguien que cree poseer un castillo que no tiene. El histérico es aquel que cuenta las fiestas suntuosas celebradas en el castillo que no tiene, que nunca ha tenido. El depresivo hablará de ese castillo que se está derrumbando y dirá que nadie hace nada. Castillo que él habría podido tener, y que quizá tuvo, pero que ya no tiene. El psicoterapeuta es el que se embolsa los alquileres del castillo que el otro no tiene, de los castillos fantasiosos que no existen. El enfermante es víctima de una ilusión.

2. Hacerse «intelisiente»[66]

La cuestión está en hacernos **«intelisientes».** Hacer al paciente «intelisiente» es hacerle a la vez sensible e inteligente. Esto quiere decir *resentir con inteligencia, comprender con emoción.*

Hay seres que se pasan la vida analizando, comprendiendo. Este funcionamiento conduce a formular la hipótesis de que están en actitud de huida, de negación, de miedo a estar en lo emocional.

La pregunta que hay que hacerles es: «Cuando tú comprendes lo que comprendes, el hacer eso ¿qué te permite no resentir?» o: «Cuando comprendes lo que comprendes, ¿qué resentir tienes que no quieres resentir?».

Hay seres en la Tierra que sienten lo que sienten. Del mismo modo, la pregunta que podemos hacerles puede ser: «Cuando sientes lo que sientes, el hacer eso ¿qué te permite no comprender?».

La terapia puede permitir hacerlos «intelisientes». Así, el que es inteligente, podrá sentir. Así, el que es sensible, incluso hipersensible, podrá comprender. En otros términos, ¿qué falta? ¿Qué es lo que está en exceso, qué es lo que está en defecto en esta persona?

Pero ¿cómo lograrlo? ¿De qué herramientas servirnos?

---

66. Neologismo que asocia inteligencia y sensación.

G. Las herramientas para el inconsciente

– interior y exterior - material e inmaterial

El inconsciente utiliza todo lo que ocurre, todo el espacio, cada objeto, cada parte de nuestra casa o de nuestros lugares de vacaciones o de trabajo. El inconsciente se despliega en el espacio exterior. En todos los ámbitos materiales e inmateriales.

Para el inconsciente, en un cierto nivel, ya no hay interior, ya no hay exterior. Ya no hay material o inmaterial. Ya no hay límite…, como cantaba John Lennon[67] en la canción *Everybody's got something to hide except for me and my monkey:* «Your inside is out and your outside is in! So come on! Come on!».[68]

En cierto nivel, todo es interior. Por ejemplo, esta pequeña colina que veo y que creo que está en mi exterior en este momento, esta pequeña colina que estoy mirando en este instante está en realidad –para mi realidad– en mi interior.

Lo que yo tengo dentro de mí es su representación. Se encuentra dentro de mí la representación de la colina –la colina no–. Esta representación, mi inconsciente se la apropia para darle sentido y proyectar un sentido; la conecta con mis valores, mis símbolos y mi historia.

1. La terapia es también sacar esos parásitos indeseables fuera de la persona.

Observar un sistema es modificarlo.

Existen varias maneras de sacar afuera nuestros parásitos. Citemos a los señores Alejandro Jodorowsky, Jacques Salomé y Bert Hellinger, también a los chamanes, personas todas ellas que utilizan, con este objetivo, diferentes herramientas. Por ejemplo, «simboliza tu enfermedad con un objeto, un dibujo, una escultura, una piedra o una construcción; elige una persona de tu alrededor para representar a tu progenitor, tu órgano, tu problema».

---

67. Líder de los Silver Beatles y después de los Beatles entre 1961 y 1970.
68. «Tu interioridad está en el exterior y tu vida exterior está en el interior, así que ¡muévete!», en *White Album*, 1968.

Una vez puesto en el exterior el problema, el sujeto lo ve, toma conciencia de su importancia, de su realidad tóxica. Esto vuelve a darle sitio al sujeto, que puede así habitarse de nuevo.

Más que tratar ese sistema, más que tratar a los padres o cambiar la sociedad *(exterior)*, de lo que se trata es de identificar la construcción de éstos dentro de nosotros *(interior)*, y de sacarlos al exterior después. Esto permite tratar su representación, su relación, y así liberar de ello a la persona.

2. Pasivo o activo
Entre el fondo y la apariencia: «Sufro o acojo».

Cuando Cristo se encuentra con un enfermo, siempre solicita que haya en él un deseo de cambiar, una voluntad de actuar:

«Bartimeo el ciego, hijo de Timeo, estaba sentado junto al camino mendigando. Y oyendo que era Jesús nazareno, comenzó a dar voces y a decir: "¡Jesús, Hijo de David, ten misericordia de mí!". Y muchos le reprendían para que callase, pero él clamaba mucho más: "¡Hijo de David, ten misericordia de mí!". Entonces Jesús, deteniéndose, mandó llamarle; y llamaron al ciego, diciéndole: "Ten confianza; levántate, te llama". Él entonces, arrojando su capa, se levantó y vino a Jesús. Respondiendo Jesús, le dijo: "**¿Qué quieres** que te haga?". Y el ciego le dijo: "Maestro, que recobre la vista". Y Jesús le dijo: "Vete, tu fe te ha salvado". Y en seguida recobró la vista». Evangelio según Marcos, en el capítulo 10.

Para nosotros, es indispensable pedir la conformidad, el permiso del sujeto. ¡Obligar al otro a cambiar es una toma de poder![69]

Si quiere cambiar, de pasivo el hombre pasa a ser activo.

Después le toca el turno a Cristo de actuar, y dice: *«Ve, tu fe te ha salvado»*, y el hombre, de activo, pasa a ser pasivo y acoge.

Actividad y pasividad revisten apariencias muchas veces engañosas. Un activo puede estar agitado, ser ineficaz, sumiso, pasivo. Un pasivo

---

69. Carl Rogers decía: «Sólo yo sé lo que es bueno para mí». Es ilusorio creer que sabemos lo que es bueno para el otro.

aparente puede, mediante su cualidad de atención interior, de presencia o de receptividad, por ejemplo, ser muy eficaz y activo en el fondo.

En ese caso, para distinguir las dos formas resulta más adaptado: «**sufro como sujeto pasivo o acojo**».

Sufrir: Ser el objeto del otro, del exterior, de la vida, de una parte que hay dentro de mí (memoria), del *eso*...

Acoger: Ser sujeto, ser hospitalario, estar disponible.

Me parece que un aspecto de la terapia está en ese tránsito de:

- el estado de objeto al de sujeto,
- el estado de niño al de adulto,
- la sumisión a la acogida,
- la reacción inadaptada a la situación a la respuesta adaptada.

La siguiente pregunta que podemos hacernos es: «¿Qué es lo acertado para mí en este instante preciso que estoy viviendo y en esta situación que, aparentemente, puede parecerse idénticamente a una vivencia del pasado? ¡Porque mi respuesta puede ser radicalmente nueva, y a veces opuesta a la del pasado!».

Podemos tener como objetivo no volver a sufrir más como sujetos pasivos, sino más bien acoger, y volver a poner movimiento.

Con el fin de crecer, de evolucionar, de rebasarnos, ¡acojamos lo negativo que haya! Y lo que es positivo, ¡no vayamos más a buscarlo! Todo acontecimiento negativo, ¿acaso no era una oportunidad de crecimiento? Y todo positivo, ¿realmente lo es? ¿Se distingue totalmente de la dependencia?

3. Confianza

La *confianza en uno mismo* es estar en contacto con nuestros propios recursos internos en tiempos de incertidumbre, es cuando nos aventuramos a entrar en lo desconocido. Estar centrado en sí, sentir en armonía todas las partes que están dentro de nosotros es la unidad.

La *confianza* es estar en contacto con los recursos externos en momentos difíciles, es sentirse en contacto con el todo.

La *fe* es aceptar lo desconocido. No es sólo creer en uno mismo; no es sólo permanecer centrado; es «ocurra lo que ocurra, lo acojo, ¡estoy en el camino de la aceptación!».

Hay una gradación ascendente entre:

- confianza en uno mismo,
- confianza,
- fe.

4. Antiguo y nuevo
El detalle que sana: Una historia de pesas

Existen dos maneras de ingresar en la enfermedad: vivir un *shock* muy grande o una sucesión de numerosos *shocks* pequeños. Sabemos asimismo que las creencias nacen, o bien de una sucesión de experiencias repetitivas, o bien de una experiencia grande e imponente. Asimismo, la sanación la pueden poner en marcha una serie de experiencias pequeñas o un instante muy fuerte. En todo caso, **lo antiguo ya no absorbe lo nuevo, lo nuevo lo transforma.**

Tomo una balanza, pongo pesas en ambos platillos, ambos platillos están equilibrados. Pero, de golpe, añado una pesa pequeña, que pesa medio gramo, ¡y todo bascula! Hace falta una preparación importante para llegar a esa última pesa. Porque con una pesa demasiado grande, nos exponemos a romperlo todo o a hacer que bascule hacia otro estado extremo y opuesto; esto es entrar en polaridad, y no se ha solucionado nada, no hemos salido del sistema. De verdugo, por ejemplo, pasamos a víctima, y de víctima a verdugo. ¿Es una opción tener la opción de elegir entre sentirse culpable y carecer de emoción? Yo no lo creo. En cambio, sí podemos buscar algo radicalmente nuevo.

Esto explica que a veces vayamos a decirle *dos palabritas* a alguien, a tener una interacción aparentemente banal con él, y eso será la minúscula pesa que hará que todo bascule. Henos aquí siendo testigos del instante mágico. Henos aquí en el espacio mágico del cambio, de la sanación.

Algunos terapeutas de bio-descodificación siguen haciendo psicoterapia. Por ejemplo, si se presenta un paciente por un problema óseo (ligado a una desvalorización), procurarán revalorizarlo. Cuando *ése no es el problema.* El problema es que ha habido un *shock,* un acontecimiento preciso. La terapia consiste en encontrar ese *shock* y luego crear un… positivo; así **el psico-bío-terapeuta hace vivir al paciente una experiencia neurovegetativa.** El paciente revive su drama, la escena, pero **la remata de otra manera.**[70] Encuentra otra salida. Y es justamente eso lo que vuelve a poner movimiento. Lo veremos en detalle en el capítulo 5.

5. Los dientes de leche
Poder o no poder ser espontáneamente agresivo.

Empiezan a desaparecer hacia los 6 años, cuando aparece el libre albedrío. Hasta los 6 años, el niño está en un inconsciente visible. Habla de sí mismo sin censura alguna. ¿Acaso no se dice: *«La verdad sale de la boca de los niños»?* De manera cándida, ingenua, espontánea, directa, el niño dice lo que piensa. Piensa lo que dice. Dice lo que resiente. Cuando desaparecen los dientes de leche, su inconsciente, que era visible, se vuelve invisible. El inconsciente desaparece, para dejar que aparezca una figura social. Ambos están ligados. Uno empuja al otro.

Hay una relación entre la emergencia y la desaparición de nuestro inconsciente (podemos hablar de la represión de nuestra cándida espontaneidad), y el permiso y la prohibición de morder, de ser agresivo, de expresar nuestros pensamientos y emociones, de ser espontáneos. Ahí está, pienso yo, uno de los estatus de las piezas dentales en biología.

El diente tiene ese estatuto de verdad. Es el órgano más duro[71] del cuerpo humano. El esmalte tiene ese papel en la comunicación, como también lo tienen los *e-mails*. *«Aime - aïe!».* Podemos oír: el amor; aÿ: el dolor.[72] ¿Cuál es el amor que hace daño? La falta de amor. El mal amor. Amar duele, hace sufrir. ¡Lo cual creará la caries! Es uno de los

---

70. *Happy end!*
71. El esmalte.
72. Fonéticamente, la pronunciación francesa de *e-mail* suena igual que *émail* (esmalte) y que *«Aime - aïe»* (Ama - ¡ay!). *(N. de la T.)*

sentidos posibles. Alguien recibe amor, lo necesita, pero ese amor es neurótico, está viciado, es tóxico; es un veneno, es agresivo. «Mamá me dice que me ama, pero me regaña. El amor me hace daño». «Y a mí no se me permite responder, morder a ese no-amor». «Me gustaría darle dos bofetadas a mi madre, que me ha vilipendiado injustamente, para decirle que es una mala madre —cosa que hace a veces el niño—, pero me lo prohíbo. Escondo los dientes y me muestro educado. Después se pule el esmalte y me convierto en imagen social. Ésa es la imagen que voy a presentar con mis dientes definitivos».

Los animales hacen caries, hacen sarro porque no pueden hacer trizas la carne. Comen bolitas. Pero si se les permite hacer trizas, ya no hacen ni caries ni sarro. ¿Qué representa para el ser humano poder hacer trizas, poder desgarrar la carne con los dientes? Es decir, hacer trozos la dificultad que se nos presenta. Cuando nos dan los pedazos ya listos, ya preparados, pueden aparecer el sarro y la caries. Tenemos que hacer trozos nosotros mismos lo que vamos a absorber, tenemos que hacerlo trizas. El diente tiene esa función.

El ser humano también tiene que hacer pedazos: descomponer para recomponer a su manera. Éste es el sentido de la digestión. Yo ingiero un alimento, lo despedazo para reestructurarlo después a mi manera. Si escribimos un libro y en su interior todo está claro y bien ordenado, el lector hará sarro. Lo mismo ocurre con la educación. Al principio aprenderé a hacer trizas, a hacer trocitos las cosas: aprendo las letras. Y luego, después, aprenderé las palabras. Y luego aprenderé las frases. Y luego seré yo mismo creador de frases. Lo que haré será reestructurar, sintetizar a partir de los elementos que me han propuesto, de los ladrillos iniciales.

Es indispensable tener ese permiso. Si no tengo esa posibilidad, esa libertad, esa holgura, esa seguridad de hacer trizas yo mismo, y de fabricar mis propios pedazos y no los pedazos del otro, mis dientes desaparecen. Esa agresividad que ha aflorado, visible, consciente para el otro, se vuelve invisible, se marcha al inconsciente, igual que se fueron los dientes de leche.

¿Por qué hablar de todo esto y, sobre todo, acabar este capítulo con los dientes y su papel? Los dientes expresan la importancia de salir de la goma, de decirnos, de posicionarnos frente al otro, no contra el otro sino a nuestro favor. El fuelle del acordeón de la sanación lleva por nombre la afirmación de sí.

H. Resumen de los fuelles del acordeón-sanación

✶ Protocolo terapéutico

En resumen, volvemos a decir la importancia de:

- **Cuidarse** uno mismo para que el sí del que se cuida no sea negado. Las piezas del acordeón deben ser flexibles.
Lo que las hace **rígidas** (las mismas condiciones que en el bio-*shock*):
    - miedo
    - sin solución
    - sin protección
    - sin permiso
    - beneficios secundarios obtenidos de la enfermedad
    - creencias limitantes

    Lo que las hace **flexibles:**

    - seguridad, protección,
    - permiso, libertad para ser uno mismo,
    - beneficios de sanar más importantes que de seguir enfermo,
    - creencias de apertura,
    - tacto,
    - suavidad y
    - paciencia del terapeuta.

- Definir un **marco** de cambio: espacio sagrado, fuera del tiempo. **Identificación tan precisa y sensorial como sea posible** de la historia y de la bio-diana: en un lugar, en un tiempo, en un contexto. El psico-bío-terapeuta **reconstituye** la historia desde el ángulo de la biología y no desde ángulo del juicio o del análisis psicológico. ¿A qué se debe esta dificultad? ¿Cuál es la historia que la familia almacenó en su inconsciente y que se convirtió en una problemática en esa época? Excavar en el lugar acertado es estar en el nivel del verdadero problema.

Explorar los ciclos de Marc Fréchet.
- Distinguir el problema aparente del **problema real,** de fondo, subyacente (ejemplo: el conflicto intrapersonal procede de un conflicto interpersonal).
- Disociar a la persona de su problema inconsciente. Cuando es **inconsciente, es interior.** En cuanto se hace consciente, se exterioriza, podemos observarlo y hablar sobre el problema, dejamos de ser el problema. Ejemplo: «Fue tu abuelo el que…».
- Volver a poner movimiento.
- Localizar los referentes exteriores: las identificaciones.
- Guiar hacia la aceptación del mundo exterior.
- Hacer al otro intelisiente, y…

…pasar página.

CAPÍTULO 3

El acordeonista: El terapeuta

El terapeuta es parecido a un espejo. La propiedad principal de un espejo es devolver una imagen. Hay espejos deformantes y otros no deformantes. Si el paciente ve su propia imagen es por medio de este artificio. Según la cualidad que tenga la mirada, es posible observar la imagen exterior o la imagen interior (comportamiento externo o interno).

¡Haber arrojado tus prejuicios!
¡Haber renunciado a juzgar!
¡Atraparlo todo al paso!
¡Esto se adquiere con la edad!

¡Escuchar con paciencia!
¡Sin atribular, en conciencia!
¡Romper tus propias reglas!
¡Para adaptarse a lo real!

Eso es el terapeuta.

El inconsciente del terapeuta

La intención de este capítulo es elucidar la importancia del terapeuta, sea cual sea su familia terapéutica, PNL, AT, terapia Gestalt, hipnosis, bio-descodificación… y responder a la pregunta siguiente:

¿Cuál es la relación entre el terapeuta y el papirotazo de la sanación?, o ¿cómo el propio terapeuta induce, favorece o crea ese papirotazo?

¿Y si el terapeuta fuera una parte del papirotazo…? Porque el terapeuta es una herramienta[1] en sí mismo.

El inconsciente del terapeuta es a la vez un límite y una poderosa ayuda para la sanación del paciente. El inconsciente del terapeuta y del paciente están conectados. En su inconsciente están incluidos sus creencias, su historia, sus represiones y sus diversos modos de proceder.

Entonces, ¿qué es un terapeuta? ¿Y qué es un enfermo?

1. Describir es recrear
La observación:

¿Qué es un enfermo? Entre las numerosas definiciones posibles, hemos elegido una: es un ser vivo dominado por un trastorno, una confusión, un sinsentido aparente o un bloqueo.

¿Qué es un terapeuta? Entre las numerosas definiciones posibles, hemos elegido una: es un ser vivo que tiene como intención (profesional) clarificar el trastorno, transformar la confusión en claridad ordenada, encontrar el sentido oculto del síntoma, liberar un espacio y favorecer el movimiento que conduce al cambio.

Al paciente lo tiene absorbido su problema; ya no comprende, está perdido, sin perspectiva.

El terapeuta está a la vez en el exterior y en el interior del espacio problema presentado. Observador y después actor, formula como ecuación matemática una franja de vida y expresa sus rasgos principales a la manera en la que se plantea un problema de álgebra. Acomoda, hace las cosas sencillas, al igual que lo hace un químico cuando habla de moléculas que constituyen la materia viva.

---

1. Véanse las nociones de transferencia y contra-transferencia.

Por este medio, el paciente puede convertirse en observador de sí mismo, del problema; se disocia de él. En ese momento puede liberarse del férreo control embrutecedor, ensordecedor, limitante, invisible o cegador que ejerce la cosa sobre él.

La acción: El terapeuta es, ciertamente, observador; el terapeuta es actor también.

La observación de la situación lleva al terapeuta a observar la estructura del problema. Ésta se describe (se reformula).

Describir es más que describir. Describir es reescribir. Describir es recrear. La manera de reformular es esencial; crea una nueva realidad. Las palabras, las entonaciones, los suspiros y los silencios se escogerán minuciosamente. Una vez reescrita, esa franja de vida transforma la vida, vuelve a poner movimiento, vida.

La palabra crea la realidad. Porque «todo fue por ella y sin ella no fue nada».[2]

2. La terapia o el arte de saber hacer buenas preguntas

- **El problema aparente**

La mayoría de los pacientes vienen a la consulta sin saber en el fondo cuál es su problema. Tan sólo conocen su consecuencia: enfermedad, malestar, fracaso profesional, afectivo, etc. Ya desde el inicio, el terapeuta los guía con el fin de que puedan formular claramente su problema. En efecto, cuando la pregunta está clara, ya está en ella el 80 % de la respuesta. El terapeuta reformula la pregunta para que ésta se aclare.

«¿Cómo sabes que es un problema? ¿Qué resentir tienes? ¿En qué lugar de tu cuerpo lo tienes? ¿Qué evoca eso...? Y más todavía...

»Pero, en el fondo, ¿por qué es esto un problema para ti en este momento? ¿Puedes volver a decirme de otra manera lo que es im-

---

2. Prólogo del Evangelio según san Juan.

portante para ti? Lo que tú deseas alcanzar y que ya te permite reevaluar aquello que percibías como un problema…».[3]

- **¿Dónde está el problema real?**[4]

    Cuando alguien se lamenta,[5] se lamenta sin cesar por aquello a lo que llama un problema, como un dolor, una enfermedad o una incomodidad, yo a veces le contesto… «¡Me da igual!».[6]

    En ese momento invito al interesado a que suba hasta la causa, al origen del problema, ya sea en el nivel de la situación relacionada con el problema, ya sea en el nivel de la estructura que hace que eso sea un problema.

3. El resentir del terapeuta

Yo a veces siento algo físico cuando el paciente está entrando en su locura, cuando se desconecta de la realidad.

Con la CLÉ, podemos también sentir ese momento mágico del punto de inflexión. Si podemos resentir el problema del otro, podemos asimismo resentirlo cuando el otro sana, cuando ocurre algo. Podemos también facilitar esta magia, al igual que lo hace un jardinero solícito, atento a sus plantas.

Yo puedo resentir *«eso»;* yo puedo ser consciente de *«eso»*. Puedo ser consciente de la consciencia que hay en mí de *«eso»*. Durante la consulta, por momentos, cuando hago una pantalla en blanco, se produce un fenómeno interno. Cuando me ausento de mi propia historia con el fin de estar presente para el otro, hay una especie de magia, de maravilla, de: «''!§…*ù%^¨¤…». En el fondo de mí, puedo incluso transformarlo en una imagen con nudos, con laberintos. En un momento dado, ese laberinto sinuoso se vuelve rectilíneo, se vuelve simple. Pue-

---

[3]. Sobre este particular, pueden consultarse los trabajos de Katy Baron formulados con el nombre de *Works ou les 4 questions* (las 4 preguntas).

[4]. Con mucha frecuencia, el enfermo sitúa la sensación en un lugar fantasioso para no estar en contacto con la situación conflictual.

[5]. Ésta es la forma quejosa: una de las cuatro maneras principales de tomar el poder sobre el otro.

[6]. En lenguaje más popular, se diría: «Me importa un carajo».

do llegar a sentir en mí ese tránsito desde una confusión hacia lo simple, a medida que se produce la evolución del otro.

Puedo asimismo ser consciente de o sensible a una forma de fatiga interna ligada a la huida, a la resistencia que el otro tiene dentro de sí, al estar desgarrado entre dos fuerzas. Puedo también sentir júbilo cuando el otro vive un momento de sanación, de despertar, de evolución.

Cuando me acerco a X, o a Francesco, o a un maestro, participo de esto. Este aspecto manifiesta el acercamiento **sistémico,** es decir, la observación de la influencia del entorno sobre el individuo. Por ejemplo, si entro en un grupo de oración, disfruto de algo, de esa realidad. En cambio, como terapeuta, simplemente estoy centrado y no voy a introducir, a imponer mi estado interior en el estado interior del otro. De no ser así, provoco una dependencia o una toma de poder sobre el otro, toma de poder que se realiza sin su consentimiento. No me propongo hacerlo, para mí eso sería malsano. Una de las facetas de la terapia, una de sus metas, es hacer crecer al otro, no alienarlo.

4. La intuición

¿Qué se puede decir o no decir —como por respeto— sobre el papirotazo de la sanación, sobre ese momento, sobre ese silencio?

¿Cuál es la relación entre el terapeuta y el papirotazo? En otras palabras, ¿cómo crea el papirotazo el propio terapeuta? Lo hemos dicho más arriba, el terapeuta permite, crea, **es** una parte del papirotazo.

Es: «*Atrévete. Sopla..., ya está, se acabó*». ¡Es algo Divino! Cuando el otro —su inconsciente, su proyecto inconsciente— quiere sanar, si eres tú quien estás enfrente, hagas lo que hagas, se sana. El inconsciente del otro encontrará el medio para permitirle a tu inconsciente que le ayude a sanar.[7]

Ejemplo no reproductible: Llega una mujer con un problema de vértebras cervicales. Jean-Jacques le toma la mano y le dice: «Tú agachabas la cabeza delante de una autoridad...». Sopla sobre sus vérte-

---

7. Rossi dice a veces, durante el desarrollo de una inducción en hipnosis: «¡Puedes interrumpirme o hablar, si esa acción me permite ayudarte a ayudarte!».

bras cervicales y le pide que mueva la cabeza. ¡Los dolores han desaparecido!

A veces los terapeutas tienen un instante de intuición irracional que se expresa mediante una descodificación, un gesto, una palabra o cualquier otra cosa. Se abre la puerta... ¡se obra la magia! El terapeuta tiene un *flash* en el que confía, lo pone en práctica y se produce la sanación.

Después, la puerta se vuelve a cerrar. Todo esto es completamente espontáneo, instantáneo, imposible de repetir. Pero ¿a qué es a lo que se ha abierto el inconsciente del terapeuta? ¿Qué es lo que se abre en él? ¿A qué se conecta él, algo que está ahí, fuera de él?

Ejemplo no reproducible: Una vecina de Christian le cuenta en confianza que su nieta tiene un problema: ¡tartamudea! Christian la escucha ligeramente en trance y le propone: «Eso es cuando su madre es demasiado impaciente...».

La vuelve a ver quince días más tarde y ella dice. «Muchísimas gracias, ya está: todo está sanado. Ya no tartamudea en absoluto. Le doy las gracias, es formidable». Christian nunca había visto a la niña.

Ejemplo no reproducible: Una paciente me dice: «Mi hijo tiene psoriasis en el pelo».... «¿Qué es lo que se abre en mí?». Es una buena pregunta.

Le digo una cosa y vuelvo a ver a la madre seis meses más tarde. En ese momento, ella me pregunta si me acuerdo de lo que le dije para su hijo. A mí se me ha olvidado todo. Añade: «Mi hijo no se lo creía, pero ya no tiene psoriasis. Se afeita con frecuencia la cabeza, lo cual debería irritarle, pero ya no hay placas, ya no hay nada de nada». Habíamos conversado sobre dos o tres cosas... y se curó.[8]

Podemos preguntarnos si se curó gracias a mi intervención o si intervino alguna otra cosa exterior a aquel contexto...

---

8. La psoriasis no es exclusivamente un doble conflicto de separación. Afecta a la dermis, que está en relación con la identidad. La piel tiene un sentido de identificación: podemos identificar al otro por el tacto, podemos utilizar las huellas dactilares, el color de la piel, el aspecto estético, el *look,* etc. Se trata de un *shock* con entrada cutánea.

La observación de esos instantes hace que aparezca(n) el o los sentidos de las enfermedades. Tomemos otro ejemplo, el **sobrepeso.** La descodificación que proponemos hoy día es: «Me han traicionado con un abandono… Estoy en peligro…, así que ya solamente cuento conmigo». ¡Ésta no es más que una de las descodificaciones posibles; tan sólo está verificada hasta el día de hoy!

Todos los días hay aportaciones nuevas, matices nuevos por descubrir. Cuando los pacientes están enfrente de mí, eso me da montones de ideas. Vienen hacia mí. Yo los dejo venir. Después, entro yo en su mundo. Y esto ocurre solo. Ahí no están todas las cuestiones intelectuales, científicas, biológicas. Donde yo encuentro la bio-descodificación en el resentir que tengo de la persona.

A veces es bueno estar específicamente en el intelecto. Por ejemplo, cuando se escribe un libro para trazar caminos. Después –*según el feeling*– tomamos una vía u otra.

Alguien, un día, construyó un camino. ¡Nosotros también construimos algo! ¡*Todos* construimos a cada instante!9 ¡Tú también, por supuesto!

En cierto nivel, todo se reúne. No son sino caminos, ¿no es cierto? Está la avenida de la Hipnosis Ericksoniana, el bulevar de la PNL, el Camino de la Descodificación Biológica, la Carretera de la Alopatía, el sendero de los Elixires florales de Bach… Esto opera a discreción de la inteligencia intuitiva. Pienso que hay un tiempo para la estructura y un tiempo para la intuición. Al igual que las canciones que van dirigidas a los dos hemisferios. Los sonetos también tienen una estructura y una novedad, hemisferio izquierdo y hemisferio derecho, *cabeza y tripas.* ¡A esta manera de ser la hemos llamado **intelisentir!**

La estructura son 4 líneas (cuarteto), luego 4, luego 3 (terceto), luego 3, de 6 o 12 pies (alejandrinos) y rimas cruzadas. La música es el resto.

---

9. Cuando no haces nada, ya estás haciendo algo.

Paupières[10]
Doux écrins de lumière,
Je vous aime pour toujours
Entre joues de velours
Et vos cheveux de lierre…

Amour, je t'aime et je t'aime;
Tu es vie en moi
Me nourris de ta joie.
Je nais, je vis, je sème.

Étonné, amoureux,
De tout faisant un jeu,
Joues, caressant ton front,

Nos lèvres, touchant nos yeux,
Qui savent et qui pourtant
Se taisent bien souvent.[11]

¿Y los pacientes? Por supuesto, tienen la misma cantidad de intuición y pueden utilizarla. Presuponemos que ellos saben intuitivamente todo lo que les es necesario. Podemos establecer una relación, un diálogo con su inconsciente; todo ello en un ambiente de seguridad y de permiso que creará confianza y relajación.

✱ Protocolo genealógico
Le pedimos a un sujeto que evolucione físicamente por el árbol simbólico de la familia. En un momento dado, cuando hemos contactado con la emoción y la sensación que plantean problemas y las hemos identificado, basta con preguntarle a la persona:

---

10. **Párpados** // Dulces joyeros de luz, / os amo para siempre / entre mejillas de terciopelo / y vuestros cabellos de hiedra… // amor, te amo y te amo; / eres vida dentro de mí / me nutro de tu alegría. / Nazco, vivo, siembro. // Asombrado, enamorado, / convirtiéndolo todo en un juego, / mejillas, acariciando tu frente, // nuestros labios, tocando nuestros ojos, / que saben y que, no obstante, / callan muy a menudo. *(N. de la T.)*.
11. Extracto de *Aujourd'hui?… L'Aventure!* de Ch. Flèche, eds. Bérangel.

«Intuitivamente, ¿esa emoción (ira, terror, miedo…) es tuya? ¿Pertenece más bien a la línea de tu padre o a la línea de tu madre? Intuitivamente, ¿qué me responderías? ¿Está en el plano de tu padre/madre o de tus antepasados? ¿En qué generación se sitúa su origen?».

La Gran Sorpresa es que las personas tienen esa información. Esto puede parecer maravilloso cuando hacemos que el interesado se meta en la piel del padre, de la madre, del abuelo… ¡El sujeto se va paseando por el árbol, de sitio en sitio; evoluciona dentro de la historia de sus antepasados! En cuanto se coloca en el espacio del padre, o de la bisabuela, o del ancestro que sea, en un momento preciso de la historia de su vida, la información llega.

La connaissance
Je l'avais à ma naissance
Je l'ai perdue dans mon enfance
L'ai combattue dans l'adolescence
Adulte, je retrouve son essence.

À ma conception, je connais le sens
Enfant, je n'en crois pas mes sens
Ado, je vais à contre-sens
Maintenant je laisse aller le sens.

Quelle est ma mission ?
Être la permission
De réaliser l'expérience

Que mon âme a choisie
Au fond de moi en silence
Pour expérimenter la vie.[12]

---

12. **El conocimiento** // Lo tenía en mi nacimiento / lo perdí en mi infancia / lo combatí en la adolescencia / adulto, recupero su esencia. // En mi concepción, conozco el sentido / de niño, no creo lo que me dicen mis sentidos / de adolescente, voy a contrasentido / ahora dejo ir al sentido. // ¿Cuál es mi misión? / Ser el permiso / para realizar la experiencia / que mi alma ha elegido / en el fondo de mí, en silencio, / para experimentar la vida. *(N. de la T.)*.

5. El terapeuta acompaña al paciente... ¿o es al contrario?

Entonces, ¿cómo acompañar, cómo seguir a la persona? ¿En qué nivel sigue a la persona el terapeuta?

- ¡En el nivel de su marco de referencia mental, teórico, intelectual!
- ¡En el nivel de lo que resiente!
- ¡En el nivel de la relación entre uno mismo y su niño interior!
- ¡En otro nivel!

Yo no siento pánico cuando siento «"!§…*ù%^¨¤…» en mi interior. Esto se produce porque he respondido a la pregunta: «¿Qué experimento yo en relación con lo que estoy experimentando?».

Cuando el otro te tiene invadido, cuando sientes pánico, ¿qué sientes tú relativamente a ese pánico? Esto es lo que yo respondo: «¡Nada! Me importa un rábano…». ¡Me da igual!

Realizo un acto voluntario que se llama el desapego. Así puedo continuar siendo espectador sin ser parte interesada. Si soy parte interesada, paso a ser prisionero. Si soy espectador o director de escena, ya no estoy atrapado en el juego. No he dicho que fuera neutro. Soy yo quien elige ponerme en metaposición,[13] desapegarme. El simple hecho de hacer la pregunta ya te coloca en metaposición, es decir, en el lado de *la Pregunta*. Ésta *es:* «¿Qué experimentas tú en relación con esa invasión interna?».

Si estoy en una torrentera y se me lleva la corriente, no puedo ayudar a otro. Si estoy en la orilla, puedo lanzarle una cuerda. Podría enseñarle a nadar dentro de su marasmo. A veces esto es juicioso y a veces no lo es.[14]

Parafraseando a un terapeuta, nosotros proponemos: «Primero me zambullo yo en la mierda y empiezo a nadar. Llamo a mi cliente y le digo: ¡ven a bañarte, ahora el agua está clara!».

---

13. Posición de observador de sí mismo, de perspectiva, de distancia.
14. Un consejo: cuando alguien se está ahogando y tú te tiras al agua para socorrerlo, si te mete la cabeza debajo del agua, primero lo atontas de un golpe y lo sacas del agua después.

Esto quiere decir que el terapeuta ha hecho su propio camino para estar claro. Ha hecho ese trabajo personal, ha aceptado zambullirse por él y después para el otro.

Al contrario, si el terapeuta es presa del pánico, eso puede significar que el problema del paciente le remite a él mismo, a un espacio interior que no está en orden. La escucha de los pacientes, en ese caso, es en el terapeuta un desencadenarse de programas sepultados, de problemas antiguos no resueltos. Es probable que, si alguien ejerce el oficio de terapeuta, sea porque ha tenido necesidad de revelarse él a sí mismo y, eventualmente, de resolver ciertos conflictos.

Con toda evidencia, ¡el paciente no ha venido para solucionar el problema de su terapeuta! Él aporta una información, al terapeuta le corresponde constatar en qué ésta le perturba o le conviene, o ninguna de esas cosas.

Por ejemplo: un paciente estaba hablando de la relación con su tío incestuoso. El terapeuta se sintió nervioso. ¿Tiene pulsiones sexuales reprimidas? ¿Fue agredido por su tío? ¿Abusó sexualmente de él alguno de sus antepasados...?

Una de las posiciones acertadas es el acompañar. Esto consiste en elegir en cada instante estar en la relación y desapegarse de ella. El desapego, en sentido etimológico, no es **indiferencia.**

La indiferencia es: «No siento nada».

El desapego es: «Puedo tomar una posición o la otra posición. No hay **diferencia,** me siento bien en las diferentes posiciones que he elegido». Éste es un modo de funcionar que se ha perdido. En el lenguaje actual, cuando las personas son indiferentes, para ellos esto significa que no tienen ningún resentir (están separados a cercén de sus sensaciones).

Una de las claves esenciales reside en la proposición siguiente: «Yo tengo potencialmente la elección del resentir que voy a tener. Lo que siento depende, entre otras cosas, de la elección de la posición que voy a adoptar». Esta clave puede permitir el acceso al cambio.

- *Si descubres un defecto en tu hermano, debes saber que es en ti mismo en quien reside ese defecto.*
- *Aparta el defecto que te hiere en el otro, porque en realidad, eres tú mismo el que te magulla, el que te hiere, el que te agrede.*

- *Todos los defectos, la tiranía, el odio, la envidia, la codicia, la ausencia de piedad, la soberbia, la violencia y la maldad, cuando existen en ti, no te hieren; pero cuando los observas en el otro, quedas herido y tienes miedo.*[15]

6. ¿Cuál es la diferencia entre el terapeuta y el paciente?

Una de las diferencias posibles es que el paciente no se pasa, como el terapeuta, toda la semana pensando y haciéndose preguntas.

Otra diferencia posible es que el paciente **ha sacado de su consciencia** el origen de su sufrimiento. Lo ha guardado en un lugar más o menos accesible. Al contrario, el terapeuta **pone en** sí mismo **consciencia** y **movimiento.**

Evidentemente, la consciencia no basta. ¡Ser consciente del origen de un problema no lo soluciona sistemáticamente!

En cambio, el movimiento facilita esa solución. Aceptar es acoger y dejar fluir en el Gran Río de la Vida, dicen los amerindios…

Si yo tengo un problema, puedo verlo pasar. Soy consciente del problema. Puede moverse, desplazarse. E igualmente yo, soy móvil en relación con el problema…

7. La relación anclaje

Paciente y terapeuta se encuentran. El propio encuentro crea una 3.ª entidad que es la relación y que a los dos se les escapa. Son dos personas, dos mundos, dos historias, que se encuentran. Al terapeuta le hace falta tiempo y experiencia para resentir esa 3.ª entidad.

Esta 3.ª entidad, ese puente levadizo, puede ser un punto de apalancamiento para la sanación. Con el consentimiento y la ayuda del paciente, yo creo un contexto. Hago entrar al paciente en el contexto que

---

15. Texto del maestro sufí Jalaluddin Rumi libremente adaptado por los autores.

se ha creado. En ese momento, el paciente puede salir de su ilusión problema. Éste es, por otro lado, uno de los sentidos del anclaje.[16]

El terapeuta es un anclaje. Puede crear anclas, pero él ya es un anclaje. El terapeuta es un anclaje por su presencia, por la calidad de la relación. Puede convertirse en un anclaje positivo (o negativo), un anclaje de recursos, como la confianza, la seguridad o el permiso de ser, por fin, uno mismo.

✷ Protocolo de la relación

En terapia, se puede utilizar la puesta en escena para simbolizar la relación. Basta para ello con pedirle al sujeto que visualice una relación difícil (por ejemplo, con su marido, su jefe, su madre, etc.). Esta relación se simboliza con una cuerda, un objeto, un color, una escultura. El sujeto elige *el objeto* que va a representar simbólicamente esa relación…

A partir de lo cual se invita al sujeto a que actúe sobre ese símbolo, a que transforme y haga evolucionar, para su confort, ese objeto mental, visual, símbolo de la relación.

Tener conciencia de la relación no basta. Si esa relación no te conviene, te proponemos que la modifiques. Potencialmente, este protocolo puede aplicarse a todo tipo de relaciones: la relación entre el paciente y su verdugo, la relación entre paciente y terapeuta…

8. La transferencia

No solamente el doctor Erickson y sus discípulos, sino, con toda evidencia, los psicoanalistas saben que la transferencia existe. Salvo que los segundos son más bien pasivos…

Para el doctor Freud, el otro, el paciente, hace una transferencia sobre su terapeuta. Este terapeuta, en lugar de responder (como el padre del cliente que gritaba o la madre que se quejaba), no dice nada… En

---

16. Un anclaje es una asociación entre un estímulo (una imagen, un sonido, un lugar, etc.) y una respuesta emocional (alegría, miedo, etc.). Por ejemplo, cada vez que oigo el *Requiem* de Mozart siento una tristeza profunda, y lo oí por primera vez en el entierro de mi abuelo.

este aspecto, el psicoanálisis es la misma estructura de terapia para todo el mundo.

¡Erickson se inventaba una forma de terapia por paciente y por sesión! Creaba un mundo en el que el paciente podía aprender a vivir. Ese mundo atractivo, accesible, le daba al paciente ganas (de manera irresistible) de abandonar el mundo ilusorio y patógeno, el marco de referencia que tenía antes de la terapia. Se crea un nuevo marco en el que se presupone que el interesado es capaz de aprender a vivir. Su inconsciente encuentra el medio de alcanzar ese universo y aprende a vivir en él. Hay un deslizamiento en la terapia de un universo problema a un mundo solución. La persona está en un mundo y está inadaptada a ese mundo; el mundo que ella se crea le plantea un problema. El terapeuta propone otro tipo de mundo o de relación con el mundo. Le va a permitir al paciente adaptarse a ese mundo, lo cual va a ser como una transición, para después permitirle adaptarse más ampliamente en un nuevo mundo de referencia. Ésa es la idea de la transferencia. La transferencia se vive sobre modelos parentales: padre, madre, con mucha frecuencia. Estos modelos no son exclusivos: están también los hermanos, las hermanas, tíos, abuelos, etc.

9. El terapeuta se sincroniza

Si estoy tratando a una persona, soy comparable a un submarinista que ve peces. Si intento atraparlos, huyen. Al contrario, si me muevo poco y permanezco sereno, como si formara parte del medio, los animales se irán acercando progresivamente a mí. He domesticado el medio aceptando sus reglas. Me he convertido en pez. Eso es la sincronización.

Dentro de ese contexto, para convertirme en pez no he seguido a los peces ni los he perseguido. Me he comportado como un pez, como si yo fuera pez. Cambiando la apariencia de mi naturaleza es la manera de poder acercarme a él. He entrado en su mundo... ¡Formo parte de su mundo! Si no me sincronizo con el otro, no hay relación, ni cambio, ni terapia, ni evolución.

10. ¿En qué nivel de conciencia se encuentra el terapeuta?
¿Puede uno ser otro que uno mismo?

Cuando hablamos de Erickson, damos de él los ejemplos de sus terapias, palabras, comportamientos y resultados. Pero ¿dónde ponía él su conciencia y su presencia?

Un elemento importante de la terapia, de la relación de ayuda, es el aspecto siguiente: ¿en qué nivel de conciencia se encuentra el terapeuta?[17] ¿Dónde se encuentra su conciencia y el sentido de su intervención, su intención? ¿Pone la conciencia en:

- el problema del paciente,
- los recursos del paciente,
- la lluvia que está cayendo afuera y le va a estropear el fin de semana,
- su turbación a la escucha de los sufrimientos de su paciente,
- …?

El estado de conciencia del terapeuta y la sincronización
La postura es un fenómeno muy conocido porque es muy fácilmente observable para detectar la sincronización. Cuando yo quiero comunicarme con X, mi inconsciente no solamente ha registrado la posición de su cuerpo, de su respiración y la elección de sus palabras, sino que además ese mismo inconsciente me ha hecho adoptar la misma postura, respiración y lenguaje que X. Sabemos que, para mejorar la comunicación con X, vamos a adoptar los mismos gestos, los mismos predicados[18] que X. Esto es igualmente cierto en un ámbito más sutil. Si la persona es pragmática y nosotros deseamos comunicarnos, utilizaremos temas pragmáticos. Si la persona manifiesta un discurso espiritual, nos comunicaremos en términos de espiritualidad.

Ahora ya no estoy hablando del discurso. Hablo de un estado puro de conciencia que puede, incluso, ser inconsciente por parte de ambos protagonistas.

---

17. En la primera parte, traíamos a colación la sangre.
18. Término del vocabulario basado en la actividad de uno o de varios órganos. Ejemplos: «Una amistad *asfixiante, veo* lo que quieres decir, *avanzo* dentro de mi cabeza».

Fue un alumno de un curso quien me hizo tomar conciencia de esto. Su declaración era la siguiente:

«¡Los alumnos del señor V. tienen todos algo en común! ¡Los alumnos de la señora T. tienen otra cosa diferente en común! ¡Los del señor N. tienen otra cosa! Y cuando veo que aparece un alumno nuevo, me digo: "Mira, tiene el perfil T., ha debido de hacer sus cursos con T.". ¡Lo compruebo y es verdad! ¡No obstante, V., T. y N. enseñan el mismo contenido!».

Es importante tomar conciencia, en tanto en cuanto formador, terapeuta o comunicador responsable, de ese impacto que se produce sobre el otro y sobre la terapia. Porque, ahí donde estamos nosotros, puede ir el otro. Ahí donde el terapeuta, el comunicador o el que ayuda **pone su conciencia, puede ir el otro.** Creo que esto forma parte también de los principios biológicos de la sanación.

En Freud, más allá de su teoría pura, y a través de las pocas películas que tenemos sobre él, podemos percibir algo mágico, asombroso, que está más allá de toda teoría. Las personas que se acercaban a Freud atestiguan *algo que ocurría,* como con el doctor Erickson o con Carl Rogers. En resumen, no hay nadie más que Rogers que pueda hacer lo que Rogers, Erickson lo que Erickson y Basile lo que Basile. Pienso que en la terapia hay algo de este orden: «¿Dónde pongo mi conciencia?». Y al lugar en el que yo he puesto mi conciencia, puede ir el otro para, quizá, sanar allí una herida antigua.

En conclusión, ¡creo que no podemos ser otro que no sea nosotros, ni hacer otra cosa más que lo que hacemos![19]

11. La interrelación es una interrelación de niveles de intercambio

En la relación terapéutica (como en la relación a secas, por lo demás), el terapeuta dirigirá, enfocará la atención en un nivel o en otro. Esto puede ser en el nivel de los síntomas que uno tiene: «¿Cuál es su pro-

---

19. Un sufí dijo: «Nosotros hacemos libremente aquello que, por destino, es ineludible que hagamos».

blema?»; de sus pensamientos: «¿Qué opinión tiene usted sobre el origen o las consecuencias de su problema?», de su resentir, etc.

En cada relación, es posible quedarse en el nivel superficial, en el nivel de los acontecimientos externos.

Es posible dirigir de manera preferente la atención al nivel emocional, al nivel de las creencias, incluso al nivel transgeneracional. La interrelación es **una interrelación de niveles de intercambio.** En toda relación, uno de los dos, o los dos, para encontrarse, determinan consciente o inconscientemente, voluntaria o involuntariamente, un nivel, un espacio de intercambio que puede ser intelectual, que puede ser carnal, metafísico...[20]

Un aspecto específico de la psico-bío-terapia es la responsabilidad y la iniciativa del bío-terapeuta de concentrar la atención del sujeto en un plano biológico, cíclico y transgeneracional. Esto en el caso de que la terapia se haga dentro de un marco de consciencia. Si el marco es la no-consciencia, el funcionamiento no es el mismo.

Esto nos conduce a enriquecer el vocablo inicial de «descodificación biológica de las enfermedades». Proponemos la «descodificación biológica cíclica y transgeneracional de las enfermedades y comportamientos».

El psico-bío-terapeuta atraerá la atención del paciente, es decir, del inconsciente del paciente, en determinado nivel. Hablando, callándose, escribiendo... en toda interrelación, cada persona atrae la atención de los demás en un nivel o en otro.

Colocaremos al otro en posición alta (halagarlo) o baja (minimizarlo). Incluso, inconscientemente, podemos estar atentos a la respiración o a la digestión (por el ruido, por el movimiento) del otro... Naturalmente, un hombre que quiere seducir a una mujer concentrará la atención de ésta sobre las cualidades que ella tiene o que él cree ver en ella. La mayoría de las veces, este funcionamiento, esta selección, no es consciente. Esta mujer no sabe forzosamente que la están manipulando, pero reaccionará a ello inconscientemente (al igual que pudo ser manipulada por sus padres o por otros antepasados o por sus creencias).

---

20. Consultar sobre este tema los trabajos de análisis transaccional.

12. Creación: ¡Cuidado! ¡Peligro, frágil!

El encuentro terapéutico con el paciente va a conducir a éste a un momento de re-creación, de aprendizaje. En este espacio es en el que se sanará la persona. Le compete al terapeuta situar su actitud en cualidades de respeto, y más que eso, de dulzura infinita, con el fin de hacer *eso* posible.

En ese instante, el terapeuta guía a la persona hasta el interior de una **memoria de fragilidad,** un instante de sufrimiento no solucionado, momento en el cual la persona se construyó, fue herida, agredida o separada. Desde el instante del problema hasta ese instante de encuentro, de terapia, la persona no ha tenido respuesta. No tuvo solución en aquel momento, por lo cual se ha quedado paralizada, bloqueada.

La persona va a ser devuelta, redirigida, reconducida al interior del instante de ese trauma atroz, o espantoso, o rastrero, o desvalorizador... Esto exige, justamente, una cualidad particular por parte del terapeuta. Esta cualidad es estar presente y garantizar la seguridad. Llevándolo al extremo, casi diré que el terapeuta está en una no-presencia, que hace que el inconsciente del paciente pueda estar en una no-inconsciencia. Esto se ha hecho posible porque el terapeuta no se impone, está en una no-presencia y no impone nada. Va a hacer que todas las cosas sean nuevamente posibles y posiblemente nuevas.

En terapia, durante la CLÉ, estamos en una re-creación, un re-aprendizaje. En el transcurso de ese instante terapéutico se desarrolla una re-impregnación o creación de una impronta diferente de la de la primera vez...

Por ejemplo, cuando Cristo se presenta como *Dios,* nos propone un acercamiento al papel de conceptor, de genitor y de creador. El paciente es regenerado, recreado, resucitado. Para mí, el terapeuta tiene la cualidad de permitir esto. El gabinete de terapia es un lugar de creación-creatividad, un lugar sagrado, *«ça crée»,*[21] alquímico, solemne, un

---

21. El autor utiliza la identidad fonética entre *«ça crée»* (esto crea) y *sacré* (sagrado). (N. de la T.).

espacio en el que todo es posible. Esto forma parte de mis definiciones de terapeuta.[22]

13. El paciente siente que el terapeuta está ahí, pero no se apoya en él

El Sr. X va conduciendo un coche por la montaña. Ve los quitamiedos de seguridad. No los utilizará. Sabe que están ahí. Su presencia, en cierto nivel, puede dar tranquilidad. En terapia pasa lo mismo. Ésa es una de las funciones del terapeuta. El paciente sabe que el terapeuta está ahí, siente que está ahí, pero no se apoya en él. La presencia del terapeuta le aporta confianza y seguridad. Esto es un elemento importante en ese papirotazo de la sanación.

14. ¿Cómo logra el terapeuta que se le acepte en su definición como alguien que puede algo?

Jesús estaba sin duda en un **nivel de conciencia** particular. Probablemente por eso tuvo esos momentos de sanación instantánea. Al mismo tiempo, en tanto que hombre, estaba en la **relación** con el otro. En ese doble aspecto es donde se juega todo.

En la relación, hay algo que está en juego en el nivel de la definición de uno mismo y **la aceptación de su definición** por el otro. Por ejemplo, Freud era Freud, con esa aura de Freud, con todo lo que se decía sobre Freud. Así que se lo define y se define él como un gran terapeuta.

En la relación terapéutica, el terapeuta llega y propone un espacio de re-definición de él mismo: la persona que está ahí acepta implícitamente, o no, esta nueva definición. En ese momento, **no bien ella acepta la definición del otro, una definición que abre, permisiva, que da seguridad, todo es posible.** La persona deja por completo que la terapia actúe en ella. Aunque en realidad sea el propio paciente el que actúa. En la relación, todos y cada uno nos definimos forzosamente, de modo consciente o inconsciente. Esta definición la podemos aceptar o rechazar. De igual modo, si no era aceptado en su definición

---

22. Te-rapeuta: teo = lo divino + rapto = atrapar por la fuerza o llevarse.

de sanador, de profeta o de salvador, Cristo no podía hacer nada por la persona. En este aspecto, existe un pre-supuesto, un estado anterior al acto de terapia, un sentido o una intención especial, consciente o inconsciente, que se le da a la futura relación.

«Jesús […] vino a su tierra […]. Y llegado el día de reposo, comenzó a enseñar en la sinagoga; y muchos, oyéndole, se admiraban, y decían: "¿De dónde tiene éste estas cosas? ¿Y qué sabiduría es esta que le es dada, y estos milagros que por sus manos son hechos? *¿No es éste el carpintero, hijo de María, hermano de Jacobo, de José, de Judas y de Simón? ¿No están también aquí con nosotros sus hermanas?"*. Y se escandalizaban de él. Mas Jesús les decía: "No hay profeta sin honra sino en su propia tierra, y entre sus parientes, y en su casa. Y no pudo hacer allí ningún milagro, salvo que sanó a unos pocos enfermos, poniendo sobre ellos las manos". Y estaba asombrado de la incredulidad de ellos». Evangelio según san Marcos, en el capítulo 6.

¿Cómo llega el terapeuta a hacer que se le acepte en su definición como alguien que puede algo? ¿Cómo puede hacerlo él, aunque, paradójicamente, no sea verdad? Porque uno no puede nada por el otro, ni siquiera inconscientemente...[23]

¿Cómo accede el paciente a la definición del terapeuta como freudiano, como junguiano, como ericksoniano?

Toda definición es inducida. Puede tratarse de una definición social o profesional: «Yo soy el jefe, o el jardinero, o el profesor». Esta inducción puede rechazarse o aceptarse. Yo puedo establecer una lista de definiciones...

¡Yo puedo ser el salvador! Ésta es una definición que desborda incluso a la persona. Cristo es definido como el Hijo de Dios. ¿Cuál es el contenido de esta definición? ¿Qué podrá querer decir eso? Toda (???) es personal. ¡Entonces, la definición no es más que una especie de envoltorio para regalo!

15. El terapeuta vuelve a darle al paciente el papirotazo que ha traído el propio paciente

---

[23]. Un sabio dijo: «¡No podemos casi nada, lo cual ya es mucho!».

El paciente, el escuchado, le da al escuchante el poder de que le aporte el papirotazo. Es como si dijera: «Señor, el interruptor está ahí; por favor, dígame que lo pulse...» o: «Dame el permiso para desobedecerte». ¡En tanto que terapeuta, un hombre recibe ese poder! Es preciso que ese papel esté claro, definido como posibilidad, para que los dos lo acepten. Si aceptan esa definición, el momento terapéutico es posible.

16. Definir al terapeuta

No se puede definir a un terapeuta de manera absoluta, uniforme. Los terapeutas tienen todos su propia definición. Ser terapeuta a muchos les da miedo, ¡porque uno tiene que confesarse a sí mismo que tiene un problema! Reconocerlo es ya una definición.

Tú eres paciente, te encuentras frente a un terapeuta, ¿qué definición le das en tu mente, en tu corazón, en tu ser? ¿Qué definición te das a ti mismo? Cada encuentro implica definir consciente o inconscientemente al otro y a sí mismo. Me encuentro con mi dentista, varón o mujer, en una sala de fiestas, baila maravillosamente bien... Baila de una manera tan sensual. ¿Cuál es la definición que le doy? En ese instante, lo defino por otra cosa que como mi dentista, ¡por supuesto! Para mí mismo, en conciencia, ¿cuál es la definición que me doy? ¡Tal vez sea otra definición diferente de: cliente con caries!

La paradoja es que, de hecho, el terapeuta suele ser la primera persona con la que me encuentro y que me permite prescindir de ella. Es decir, que el terapeuta no toma el poder. Toma la definición que el paciente **quiere** darle. Ésta es la posición en la que el terapeuta debe estar constantemente. Al mismo tiempo, el poder es importante. Ese poder se lo proporciona una creencia como la de llevar al paciente a creer que el terapeuta tiene un poder infinito.

«Tu fe te ha salvado» dice Jesús. Y después se produce el milagro.

Aparentemente, Cristo no toma ningún poder sobre el otro cuando dice eso. Previamente le ha preguntado: «¿Qué quieres que haga por ti?». Pregunta el objetivo y a la vez pide permiso. Hay ahí un interrogante que contiene un mensaje que puede parecer paradójico. La locución «¿Qué quieres (**tú**) que haga (**yo**)?» presupone la posibilidad siguiente: «Yo puedo hacer algo por ti». Por otro lado, la expresión «Tu fe te ha salvado» quiere decir: «Eres tú quien ha hecho por ti». Hay una contradicción aparente. Yo tengo el poder si vosotros me dais ese poder, yo soy el maestro si soy elegido por el alumno. Es el alumno el que define al maestro, es el creyente quien define al Cristo.

Si yo tomo el poder sobre otro es una batalla de egos, si el otro me da el poder es un acto de amor.

17. «Mi Omnipotencia está sometida a tu pequeña potencia»

El terapeuta cree en la **omnipotencia del paciente,** que todo es posible en el otro. Cuando el terapeuta sólo cree en sus propias competencias, eso puede desembocar bien sea en el enfrentamiento o en la dependencia del paciente respecto del terapeuta... ¡y eso es una catástrofe!

Al contrario, la relación entre el paciente y el terapeuta puede emitir el mensaje siguiente: «Mi omnipotencia no es nada sin la omnipotencia, aunque sea ínfima, del otro».

Santa Teresa del Niño Jesús decía: «Dios es omnipotente, pero espera a que levantemos el pie para llegar a la cima de la escalera»..., que apretemos el botón del ascensor para ir al piso adecuado, que contestemos a ese teléfono que lleva sonando veinte años, que pasemos la página... Con evidencia, es necesario un principio de comienzo para iniciar el primer paso.

a) Cambiar al otro o cambiarse a sí mismo

Maestro, ¡sáneme!
Qué día tan hermoso, responde el maestro.
Maestro, ¡estoy sufriendo!
¡Qué maravilla! ¡Estás vivo!, responde el maestro

¿Qué puede usted hacer por mí?
Ya está hecho, declara el maestro.
Pero ¿qué ha hecho?
Estoy presente.

El maestro se duerme ante la estupefacción del otro. Éste le sacude, le sacude y dice: «¡Despierte! Estamos en pleno día». El maestro bosteza y saca un espejo. Se lo presenta al otro y le dice: «¡Mira en el espejo! ¿Ves a alguien que se esté despertando?».

Es una metáfora de la sanación. El terapeuta ha hecho 2 años de PNL, 2 años de hipnosis, 2 años de AT, 2 años de sistémica, 2 años de descodificación biológica de las enfermedades… ¡y está frente a una silla vacía! Para que se produzca la magia, conviene que la persona llegue a la cita a la hora y en la dirección correcta, y eventualmente que esté despierta. ¡Y, con todo, esto no es seguro! A partir de ese momento, podrán ser operativas la potencia del paciente y el saber y la competencia del profesional.

El *terapizado* va a revelar las capacidades del terapeuta. Para este último, es una creación que utiliza a veces la transferencia de papá, del padre, de la mamá, de la madre, de la tutora, del tutor… fantasmáticos.

A veces también el terapizado quiere creer que el terapeuta es alguien aparte y competente, excepcional. Y decir que es él, el paciente, quien crea esa imagen… El terapizado crea un trampolín (la relación con el terapeuta) que amplificará su impulso y mejorará la calidad de su salto.

¿Por qué tú, el Sr. Z, sanas mejor que otro cualquiera? De grado o por fuerza, eres lo que eres. Tienes algo que te habita y que ha sido creado por otros. La suma de nuestras experiencias de relación nos define hoy.

Si esta definición es aceptada por el otro, la sanación puede producirse con más facilidad.

Para ser deontológico hasta el final, hay que decir: «**Es tu creencia la que te ha ayudado**»; si no, vienen las derivas, la dependencia. ¿Es bueno eso? Depende del objetivo: seguir siendo niño o crecer.

b) Duda, certeza y otras opciones

Cuando Cristo hace milagros, ¿cuál es esa dimensión de la creencia que lleva al hombre a poder **sanarse a sí mismo?**

Todos y cada uno tenemos la posibilidad de creer, es decir, de sanar. Ya sea durante un acto mágico, de chamanismo o de sanación psicoterapéutica, encontramos esta dimensión de la creencia: todo es posible en todo momento.

Yo trato a personas y les pido que tengan simplemente la creencia de decir que **no es imposible.**

No les pido que crean que es posible. Les pido que no digan que es imposible. Cosa que no es igual.

Para creer que es posible, hay que haber vivido la experiencia de ello. Yo les propongo simplemente que crean que no es imposible.

No les pido que crean que se van a curar. Pero sí les voy a decir que no es imposible que se curen. Si no, ¡soy un mentiroso! Sin experiencia, nadie puede decir que es posible.

Yo tengo la experiencia, pero ¿y el que no la tiene…?

Entonces les propongo que hagan como si fuera posible.

Nuestras creencias son tan importantes… En efecto, estamos en el interior de un sistema de modas, de creencias, de culturas, que es portador en sí mismo de la enfermedad, del disfuncionamiento, y que encarnamos en todo momento. ¿Cómo salir de ese sistema?

Cristo en el Evangelio dice: «Yo les he dado tu palabra; y el mundo los aborreció, porque no son del mundo, como tampoco lo soy yo. No ruego que los quites del mundo, sino que los guardes del mal. No son del mundo, como tampoco yo soy del mundo». Juan, 17.

Estar en el mundo sin ser del mundo puede ser para algunos una respuesta. Previamente, necesitamos ser conscientes de nuestras creencias inconscientes instaladas durante la educación, esa relación fuerte y determinante. Yo observo mis creencias sin estar dentro de mis creencias.

c) ¿Qué gran poder le da cada ser humano al otro?
Eso es lo propio del niño.

Les damos poder a nuestros padres, a los que deificamos. Son omnipotentes en relación con el niño. Después la escuela, y finalmente la sociedad, prolongación de mamá y de papá, se vuelve omnipotente en relación con el individuo.

Ejemplo: Un paciente cuenta que, cuando está realizando su primer acto sexual, súbitamente entra su madre en la habitación. A resultas de lo cual, tiene un comportamiento particular… Cuando habla con una persona —es decir, estando dos— y llega una tercera persona, él busca inmediatamente que esa tercera persona le admire.

Continúa hablando con la segunda, pero buscando la aprobación de la tercera.

Lleva 40 años reviviendo sin cesar esa escena con su madre. La palabra **«aprobación»** es la palabra importante en él. En la infancia hay una etapa que es ser aprobado, reconocido, valorado, admirado, mirado, sabido, conocido, aceptado.

Esta etapa es indispensable, vital, necesaria; permite el aprendizaje, pero después, mientras el individuo se quede en ese sistema de referencia, es limitante. Fue indispensable para no obrar a tontas y a locas, para estar vinculado con lo social. Esa búsqueda de aprobación es, en cierto modo, un tránsito obligado. Pero se vuelve limitante cuando se mantiene toda la vida –lo cual suele ser el caso–. Así pues, necesitamos creencias, y después hacerlas evolucionar, transformar el mundo o nuestra relación con él.

18. *Vínculos obligatorios con lo positivo*

«Si consigues hacer esto, eres realmente una buena persona. Si no consigues hacerlo, eres realmente una buena persona. Si empleas una tercera solución, eres realmente una buena persona».

«Tengo una buena noticia para ti, ¡te vas a sanar! ¡Pero no sé cuándo! Quizá en unos instantes, quizá muy rápidamente, quizá inmediatamente, ¡quizá ya estás curado!».

Ésa es una manera de crear un vínculo obligatorio con lo positivo.

Imaginemos un protocolo que sea una coerción: *dentro de este marco, el sujeto no puede hacer otra cosa más que sanar.* ¿Es una buena idea? ¿Es esto juicioso para él? Porque es una toma de poder, como decir: «Exijo que me desobedezcáis».

El sujeto no puede hacer otra cosa más que sanar. ¿Es ésta realmente una buena proposición? En ciertas situaciones, la respuesta podrá ser sí, para otros no. Porque ¿para quién es buena?

Antes de cualquier tratamiento podemos elegir mirar lo que hay tanto detrás de la enfermedad como detrás de la sanación. ¡Puede muy bien haber otra cosa más importante que estar enfermo o curado! Sanar –si es para vivir peor– da miedo.

A veces es bueno no poner la energía únicamente en la sanación, ya sea la del cuerpo o la del conflicto. ¡Estemos abiertos a todos los posibles!

19. El terapeuta en situación de fracaso

Se da el caso de que vengan personas para oír cómo les confirman que, para ellos, no es posible nada. ¿Qué hacer?

✱ **Protocolos del fracaso**

Echarlos fuera. Para ellos nada es posible, nada funciona, están autoprogramados para el fracaso. O bien utilizar una estrategia paradójica, una programación que sirva para cambiar completamente, un viraje total:

- El tiempo: «Si nada funciona, ¿desde hace cuánto tiempo tiene usted esa creencia?».
- La confirmación: «¡Ya se lo he dicho, señora, a usted no puede funcionarle nada!». Por contradicción, la señora contesta: «¡Que no, le aseguro que sí puede funcionar, he venido por eso!».
- La excepción: «¡Puede funcionar para cualquiera, menos para las morenas de ojos verdes que se llaman **R.**, como usted!».

Hay tantas y más posibilidades. **Yo soy como el agua.** Busco la anfractuosidad por la que voy a poder pasar. Hay casi siempre un lugar por el que vamos a poder hacer que entre el cambio. Me tropiezo con fracasos; tengo muchas cosas que aprender. ¿Es o no un fracaso, es una etapa? El fracaso es una etapa en el camino del logro.

El fracaso implica que estoy centrado en el resultado; la evolución implica estar centrado en el instante y en la experiencia.

20. La distorsión del tiempo

En su mente, el terapeuta debe estar constantemente en una distorsión temporal.

La distorsión del tiempo es una idea teológica. Un monje escribe: «¿Cómo puede posicionarse el cristiano? Cristo lo salvó; no obstante, ¡él se siente aún en el pecado! Ésa es toda la paradoja del **ya y todavía**

no. Ya estamos salvados, pero eso no es todavía una experiencia vivida por la persona. Es una realización en potencialidad. En un nivel ya está hecho, el rescate se ha producido. Hay varios tiempos, varios niveles de tiempo. Esto lo encontramos en las sanaciones milagrosas». Con el despertar pasa lo mismo.

✶ Protocolo de la distorsión

El terapeuta puede utilizar esa distorsión del tiempo yendo al futuro (hacia el objetivo) y al pasado (hacia el conflicto programante).

¿A qué edad, en qué época bloqueó el paciente su evolución, su biología, su conciencia?

En terapia, cada uno puede asentar su conciencia en un espacio corporal (el estómago, la piel, etc.), poner su conciencia en un espacio temporal (bebé en el útero, en la primera entrada en el colegio, etc.). El terapeuta está en esa no-presencia, pero que no es una ausencia, porque es una no-presencia en él para estar en una presencia total en el otro, en disponibilidad completa. No-tiempo para ser de todos los tiempos, no-lugar porque es de todos los lugares, no-órganos para ser de todos los órganos.

¿Dónde está el otro? ¿En qué órgano? Escuchemos sus predicados.

¿En qué edad? Escuchemos el tono de la voz (la de un bebé, la de un niño...). Porque el *shock* congela el tiempo en biología.

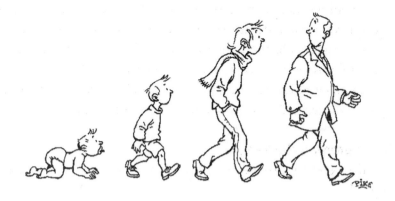

Inducción posible: «Ahora te voy a pedir que vayas al fondo de ti, a esa zona que nosotros, los humanos, llamamos la memoria, la memoria de toda nuestra historia, de toda nuestra vida… de toda la Historia, de toda la Vida, la Historia viviente de la Vida que vive en ti».

Le resulta cómodo recordar el rostro de su madre, la voz de su padre, el perfume de la cocina familiar y la risa de sus hermanos y hermanas; las disputas, a veces. Todo eso regresa, mezcla de imágenes, de sonidos y de emociones…

Un gran silencio interior, mental, precede a ese nacimiento…

Parafraseando al maestro sufí Rumi, hacemos las propuestas siguientes:

- *El paciente puede darle al terapeuta el lugar de enfrente de él mismo, porque el terapeuta es un espejo para el alma. Es un espejo maravilloso, ha pulido su corazón mediante el recuerdo de Dios, mediante la meditación, con el fin de que el espejo de su corazón pueda recibir la imagen original.*
- *Cuando el espejo de tu corazón se vuelva claro, puro, tú contemplarás imágenes de fuera de este mundo de agua y de arcilla, contemplarás a la vez la imagen y al hacedor de imágenes, a la vez la alfombra del reino y a aquel que extiende la alfombra.*
- *¿Qué es amar? Cuando estamos frente a un espejo de valor inestimable, ornado de perlas, de joyeles y de oro finamente labrados, ¿lo vamos a mirar por el revés con el fin de contemplar toda la orfebrería y el talento, o bien vamos a mirar su superficie y vernos en ella? ¿Vamos a amarnos a través de ese espejo o a detestarnos, según que nos veamos guapo o feo, o vamos realmente a mirar el espejo en su pureza, en su función, en su calidad, incluso su perfección?*

    Si miramos el espejo mismo, mirando sus joyeles más que su superficie pulida, blasfemamos contra él en cuanto a su papel, su función. Pero si miramos su superficie pulida, tampoco es él lo que miramos, sino a nosotros mismos; al encontrarnos con su función olvidamos su ser, su esencia, su identidad.

    ¿Quién es capaz de mirar realmente en el mismo instante el espejo y su función sin verse a través de la superficie pulida? Así es el psico-bío-terapeuta.
- *Los psico-bío-terapeutas no tienen estudios, ni libro, ni erudición, pero han pulido su pecho y lo han purificado del deseo, de la codicia, de la*

avaricia, de los odios. Han dejado su ego, sus metales (preciosos o vulgares) a la puerta (del templo interior). Esa pureza del espejo es, sin duda alguna, el corazón que recibe innumerables imágenes. Esos terapeutas conservan en su seno la forma infinita, sin forma, de lo invisible, reflejada en el espejo de su corazón.[24]

✶ Recapitulación que puede servir de estructura para un modelo terapéutico

- *Para favorecer el momento de sanación, facilitar la programación de la sanación y activarla*

1. **Anclar:** El terapeuta es un anclaje, su presencia y su escucha reorientan al sujeto hacia experiencias recurso.
2. **Encontrar el momento del *shock*** y el momento, dentro del sistema familiar, que ha generado ese *shock*.
3. **Trabajar en una elaboración** producida en el inconsciente del sujeto, en la reorganización de su psique.
4. **Disociarse del problema** siendo observador de una parte de sí.
5. **Estado paradójico:** «Necesitamos al terapeuta para poder prescindir de él».

- *Para definir al terapeuta*

1. Hacerse consciente de la propia inconsciencia.
2. Volver a poner en movimiento.
3. Poner de nuevo en sociedad; la sanación no es secreta.
4. Sincronizarse.
5. Encontrar las programaciones, las situaciones desencadenantes.
6. En el desarrollo de la consulta, permitir que se pase del estado autoprogramante el problema al estado autoprogramante la sanación.

---

24. Texto del maestro sufí Jalaluddin Rumi, libremente adaptado por C. Flèche.

CAPÍTULO 4

Algunos virtuosos de la terapia

Georges Groddeck

Georges Groddeck nació en 1866 y murió en 1934. Escribió, en 1923, *Le livre du ça,* libro constituido por una serie de cartas ficticias, en el que expone su enfoque psicoanalítico y pone en evidencia particularidades y especificidades asombrosas para la época. Para él, las enfermedades tienen todas ellas raíces psíquicas y, por consiguiente, son susceptibles de tratamiento psíquico.

Para apreciar la manera de proceder de este autor, te ofrezco un extracto de una de esas cartas:

«Os voy a narrar una historia que no os vais a creer... Hace unos años vino una señora a hacerse tratar por mí. Estaba aquejada de una inflamación crónica de las articulaciones. La 1.ª aparición de la dolencia se remontaba a sus 18 años. En aquella época, en plena pubertad, padecía de la pierna derecha, que se empezó a hinchar. Después llegó a mi consulta. Por así decir, ya no podía servirse de los codos, las muñecas ni los dedos, hasta el punto de que había que darle de comer. Sus muslos apenas tenían separación. Tenía las dos piernas completamente rígidas. Era incapaz de girar o de bajar la cabeza, y tenía las mandíbulas tan apretadas que ni siquiera se podía meter el dedo entre ellas. Además, no podía levantar los brazos a la altura del hombro».

Esta primera parte describe una afección que parece ser una poliartritis reumatoide. Continuemos la lectura:

«En resumen, como decía ella con cierto humor negro, si por azar hubiese venido a pasar el emperador, no habría podido gritar ¡"hurra"!, levantar la mano para saludarle como había hecho en su infancia».

Esta segunda parte da una clave posible del problema, propone un marco *imperial* que se explicitará a continuación. Veamos más adelante:

«Había permanecido acostada durante dos años… La enferma vuelve a caminar, come sola, cava su jardín con el azadón, sube las escaleras, dobla las piernas sin dificultad, gira y baja la cabeza sin dificultad, puede separar las piernas todo lo que le apetece y, si por azar pasase el emperador, gritaría ¡"hurra"! En otros términos, está curada».

Éste es el resultado del tratamiento propuesto por Groddeck. Da algunos indicios sobre la clave, el bloqueo y la creencia limitante que condujeron a ese cambio.

«Soportó todas esas torturas simplemente porque su padre se llamaba Federico-Guillermo y en su infancia, para mortificarla, le habían dicho que ella no era hija de su madre y que la habían recogido detrás de un seto».

Groddeck escribe más adelante:

«Su **"ello"**, para alcanzar sus fines, había utilizado dos nombres: el de su padre, Federico-Guillermo, y el suyo, Augusta (Augusta es la magnificencia, lo Augusto).

»El autor recurrió a una teoría según la cual la niña resulta de la castración del niño…».

El mecanismo interno propuesto aquí por Groddeck vendría a ser el siguiente:

«Desciendo de Federico-Guillermo (en aquella época era conocido como el Krönprinz que más tarde se convertirá en emperador con el nombre de Federico); en realidad soy un niño y heredero del trono. Es decir, actualmente, muy legítimamente emperador con el nombre de Guillermo, me raptaron inmediatamente después de mi nacimiento y me sustituyeron en la cuna por un niño brujo que, llegado a la edad adulta, se apoderó ilegítimamente de la corona que me correspondía a mí por derecho con el nombre de Guillermo. En lo que a mí respecta, me abandonaron en un seto y, para quitarme toda esperanza, hicieron de mí una niña por ablación de las partes sexuales. Como único signo de mi dignidad, me dieron el nombre de Augusta la Sublime».

¡Eso fue lo que le permitió sanar a esta mujer: esa interpretación, esa comprensión sobre el origen de su enfermedad, ese vínculo de causa a efecto entre nombres propios, historias unidas a sus nombres de pila y síntomas!

Se trata de un protocolo muy simple que utiliza la esfera de sanación: «comprender y establecer un vínculo de causa a efecto», ¡lo cual tiene como impacto físico la sanación de una enfermedad incapacitante!

La resistencia

Groddeck afirma la utilidad de la **resistencia** en terapia.

«Freud comparó el consciente del ser humano con un salón en el que se recibe a todo tipo de personas. En la antecámara del salón, ante la puerta cerrada del inconsciente, en donde se amontona la masa de las entidades psíquicas, hay apostado un guardián que tan sólo deja penetrar en el consciente aquello que puede presentarse dignamente en el salón».

Podemos esquematizar esta metáfora con tres círculos: uno para el consciente, otro para el inconsciente y un círculo en el medio, que reúne a los dos: el del guardián.

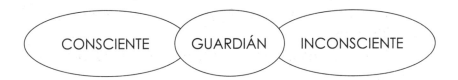

Pero ¿qué quiere decir exactamente «ser el guardián»?:

¿Se trata de la función de portero, vigilante, vigía, guarda, centinela?

¿O bien se trata de la de conservador, depositario, consignatario?

¿O se trata quizá de la de controlador, de confidente?

¿O se trata incluso de la de carcelero, de cerbero? Lo cual no es lo mismo.

Se trata, finalmente, de varias funciones o de todas a la vez.

El guardián es la resistencia. La resistencia controla, frena, permite o prohíbe el paso de informaciones en ambos sentidos: del inconsciente hacia el pleno consciente y a la inversa.

Si nos atenemos a este principio, las resistencias proceden del guardián. La terapia –según este esquema– debe tener en cuenta al guardián, luego al inconsciente y a continuación al consciente.

Podemos comparar el consciente con el hemisferio izquierdo, analítico –el inconsciente con el hemisferio derecho, intuitivo– y al guardián con el cuerpo calloso. **Es una metáfora** que nos puede iluminar, pero seamos prudentes. Numerosas corrientes psicológicas proponen el modelo siguiente: *«El hemisferio derecho tiene el mismo discurso, tiene la misma manera de expresarse que el inconsciente. El hemisferio izquierdo se expresa en el mismo modo que la mente consciente, en lo literal»*. Pero en este modelo encontramos una especie de globalización, de generalización que no nos parece totalmente exacta. Erigir este modelo en ley absoluta conduce al dogma y al inmovilismo.[1] Sería más apropiado utilizar la formulación *«parece tener más bien tendencia a...»*.

Además, no todo el mundo está de acuerdo en decir que el hemisferio intuitivo es el hemisferio derecho y que el cerebro analítico es el hemisferio izquierdo. Algunos autores afirman que en el 40 % de los casos –lo cual parece mucho– es al contrario.

Sea como fuere, Groddeck añade:

«Así pues, para el tratamiento habría que tener en consideración estas tres instancias... Y, para cada una de las tres, estar preparado para tropezarse con innumerables caprichos singulares y para experimentar toda suerte de sorpresas. Pero como, a mi juicio, el consciente y el portero, en definitiva, no son más que instrumentos sin voluntad propia, esta discriminación no tiene sino un valor muy relativo. Con ocasión de la historia de la Sra. X les describí a ustedes varias formas de resistencia. En realidad, esas formas existen en miles de ejemplares. No les aportan a ustedes ninguna información. Y, por poco que me erija yo en abogado de la desconfianza, no dejo de estar menos firmemente convencido de que un médico nunca debe perder de vista el hecho de

---

1. *Véase* en la introducción la frase de Buda.

que el enfermo puede estar en estado de resistencia. La resistencia se disimula detrás de las formas y las expresiones de la vida, sean las que sean. Toda palabra, toda actitud, puede ocultarla o traicionarla...».

¿Cómo acabar con la resistencia?
«Observándose uno mismo es como mejor se aprende a conocer las propias resistencias. Y, **en realidad, es a uno mismo a quien se aprende a conocer** analizando a los demás. Nosotros, los médicos, somos unos privilegiados».

«Creo que, aparte de esto, tenemos necesidad de dos virtudes: la atención y la paciencia... Sobre todo la paciencia, después la paciencia y siempre la paciencia».

Para vencer la resistencia, Groddeck nos propone la paciencia (**no-ciencia**).[2] Es ahí donde da la clave, pero ésta es corta.

«Tendría que alcanzar a decir unas palabras del tratamiento. Desgraciadamente, estoy muy poco versado en esta materia...».

Qué humildad, ¿verdad?

¿Por qué poner fin a las resistencias? Para hacer consciente lo que es inconsciente. Pero ¿es esto indispensable para sanar?

No; a veces es útil, pero nunca es indispensable si pensamos en la sanación por toma de inconsciencia, en las terapias realizadas en trance profundo con Erickson, por ejemplo. El inconsciente enmascara —con la mejor intención del mundo— una parte de la consciencia. Ciertos autores denominan este fenómeno «la cortina de humo»,[3] otros «la sordera o ceguera específica inconsciente».[4] Entonces, cuando tan difícil es conocer el inconsciente, franquear sus resistencias, ¿cómo sanar? He aquí una respuesta posible:

¡El inconsciente —he dicho el inconsciente, sí— no soporta el vacío! Necesita rellenar, experiencia. Vamos a meter en el inconsciente una palabra, la que sea, y más bien borrosa, como por ejemplo «Volmer».

---

2. En francés suenan exactamente igual «paciencia» *(patience)* y «no-ciencia» *(pas-science). (N. de la T.)*.
3. En PNL.
4. J.-J. Lagardet.

¡Vamos a llamar a «Volmer!».[5] Y si el inconsciente necesita «Muller», oirá «Muller». Se le dice: «*la chose*» y, si necesita oír: «*lâche! ose!*» lo oirá **y lo hará,** ¡soltará y se atreverá![6] Pondrá algo en el lugar de lo que oye, y asimismo de lo que ve; de hecho, todo lo que *percibe* o *mercibe (¡sé padre! - ¡sé madre!),*[7] lo deformará para oír:

- lo que quiere,
- lo que necesita,
- lo que teme.

De hecho, utiliza permanentemente, para sanar, todas las informaciones que proceden del exterior. Sobre todo si detrás hay una infraestructura que lo permite y que da la potencia, es decir: la protección y el permiso.

El texto de G. Groddeck, en numerosos momentos, se dirige al inconsciente. Dice que no va a hacer una cosa y la hace. Por ejemplo, en la manera que tiene de introducir su declaración respecto a aquella mujer artrítica. «Os voy a narrar una historia que no os vais a creer». La proposición contiene ya un aspecto hipnótico. «Os voy a narrar... no vais a creer». Sí nos la vamos a creer. Nos da permiso para no creérnosla; el inconsciente es, con bastante frecuencia, como un niño rebelde.

La frase siguiente es todavía más hipnótica: «Pero me divierte...». Se dirige al niño que hay en mí.

«... porque en ella se encuentran reunidas cosas de las que nunca os he hablado, o demasiado poco. La vais a tener que escuchar». Esto también es una inducción de hipnosis. Yo no sé lo que va a contar, pero ha despertado mi curiosidad. Al inconsciente le gustan mucho las sorpresas. Al inconsciente le atrae la novedad y rechaza la monotonía o la repetición.

---

5. *Véase* pág. 218.
6. Una vez más, el trastocamiento de sentido procede de la identidad fonética entre *la chose* (la cosa) y *lâche! ose!* (¡suelta! ¡atrévete!). *(N. de la T.)*.
7. Aquí también, *percibe* y *mercibe* se dicen en francés *perçoit* y *merçoit,* que invertidos, gracias a la identidad fonética, serían respectivamente *sois père* y *sois mère* (sé padre y sé madre). *(N. de la T.)*.

Le hablamos al niño que hay en nosotros y le encanta maravillarse, descubrir… Quizá él hace psicoanálisis, pero detrás hay otro nivel, un regalo escondido. Es *ericksoniano* antes de tiempo. Se dirige al niño. Le va a divertir, narrar, entretener. Para empezar, va a ser permisivo.

El autor, abriendo algo muy amplio, hace que no nos quede más remedio que acabar entrando:

- o bien por el juego, porque la historia divierte,
- o bien, dado que «nunca os he hablado de esto, o poco», por el despertar de la curiosidad antes de la confidencia secreta,
- o bien por sumisión y obediencia: «lo vais a tener que escuchar».

En resumen: «o lo vais a escuchar o lo escucháis, pero también podéis escucharlo». Es una inducción perfecta, como un aperitivo. La estructura es perfecta. Para Groddeck, ser terapeuta es eso. Se trata en este caso de un encuentro permisivo y que se dirige a todos los tipos de psicología, de personalidades; se dirige al consciente y al inconsciente. Milton Erickson actuaba así permanentemente, se dirigía a varios niveles al mismo tiempo: consciente e inconsciente.

«Hace unos años, vino una señora para hacerse tratar por mí». Ya de entrada, es un estilo literario extraño. «La 1.ª aparición de la dolencia se remontaba a sus 18 años. En esa época, en plena pubertad…». ¿Está uno en la pubertad a los 18 años? «En resumen, como decía ella con cierto humor negro, si por azar hubiese venido a pasar el emperador, no habría podido gritar ¡"hurra"!».

Es ella la que ha proporcionado la frase, y en su interior «la causa y el tratamiento».

La sincronización

«Y si no se justificaba el diagnóstico de una tuberculosis por la cual la habían tratado durante años…», él dice que el diagnóstico no tiene importancia.

«No se **justificaba**». ¿Realmente quién tiene que justificarse? ¿No está ahí el problema de esta mujer, en realidad negarse a justificarse en sus actos ligados a su sexualidad? Y ésa es una palabra elegida por su terapeuta.

Muchas veces –lo he observado en mí y a mi alrededor– el terapeuta se sincroniza con su paciente. El paciente se pone en sincronicidad con el terapeuta, también con la misma frecuencia. Es decir, que se pone en la misma postura física y utiliza las mismas entonaciones vocales. Esto se hace espontáneamente, inconscientemente. No nos ponemos en sincronicidad con todo el mundo, sino solamente para mejorar la calidad de la comunicación con quien nosotros queremos. Así, el terapeuta *sabe* en qué punto está su paciente, si su actitud es de resistencia o de aceptación. Podemos testarlo, movemos una pierna y, si el paciente hace lo mismo, es que está en sincronicidad y en aceptación de la relación. En cierto modo está prehipnotizado.

El niño se sincroniza muy pronto, es decir, adopta espontáneamente, involuntariamente, sin resistencia, los gestos, acentos y costumbres de sus padres. Porque un niño, en su sistema familiar, lo recibe todo como información, como inducción parental que tiene un significado **vital** para él.

✶ Un Protocolo inspirado por Groddeck

- ¿Qué podemos aprender aquí?
1. En el protocolo de una sesión de terapia, lo primero de todo presentaremos una **acogida** amplia y que contenga el aspecto permisivo, de apertura, de seguridad y dinámico. En efecto, podemos sentir como un movimiento a través de este texto, empatía.
2. Después **sortearemos la resistencia:** «Haga lo que quiera. Pero a mí me divirtió y, en definitiva, usted no puede hacer otra cosa más que escucharlo». Hay un mandato detrás. Constantemente, de lo que se trata es de ir tomando en cuenta las resistencias.
3. Después Groddeck es **descriptivo,** es decir, se sitúa en lo neutro. Esto no produce implicación emocional, el guardián permanece tranquilo. No hay ninguna resistencia. Decimos: «Mire, los muslos no se abren», pero no hemos hablado de sexualidad. Lo descriptivo levanta las resistencias.
4. Es la propia paciente la que ha dado la frase, la clave. En el interior se encuentran «la causa y el tratamiento». Tenemos una al lado de otra la evocación del DHS y de la CLÉ.

Volvamos al texto: «No podía levantar los brazos a la altura del hombro. Como decía ella con cierto humor negro, si por azar hubiera venido a pasar el Emperador, no habría podido gritar ¡"hurra"!».

La causa se evoca mediante un predicado de desplazamiento, de movimiento *(venir a pasar)* y un predicado de desvalorización *(no habría podido)*. Se trata de una enfermedad reumática.

Existe una referencia a la situación, al problema *(el emperador)*.

Ella no puede gritar, no puede decir algo... «y si el emperador hubiera venido a pasar». O sea, frente a un movimiento, ella tiene un problema de expresión. Cuando hay alguien que se pone en movimiento, ella debe callarse. No bien hay alguien importante que se mueve, ella debe callarse. Puede ser que haya sido violada, o haya vivido un incesto, ella o un antepasado. En todo caso, parece que hubiera alguien que se remueve en ella, y ella debe callarse. El autor parece querer decir algo de ese tipo cuando explica que ella tiene «el culo echado hacia atrás para que le pateen las nalgas». Lo cual también es un signo de llamada sexual.

Ahí hay una contradicción, incluso una doble coerción, que es: ella quiere y a la vez no quiere. Porque levanta las nalgas en pompa, atrae al macho. Y al mismo tiempo tiene los muslos cerrados para cerrar el paso.

Adaptación a **la CLÉ:** gritar (levantar el secreto) la valorización y el éxito (hurra).

En el protocolo de Groddeck observamos:

1. La acogida amplia; es decir, la calidad de la relación.
2. La descripción del síntoma.
3. La sincronización.
4. La calibración.
5. La escucha: oír al otro, oír al consciente, al guía, al inconsciente. El inconsciente se expresa a través de los predicados, la enfermedad, etc. El inconsciente no puede parar de expresarse.

Observamos también:
6. Que se dirige a la niña.
7. Que encuentra el momento de inmovilidad, de fijeza.

8. Que a continuación va a volver a poner movimiento en el inconsciente.
9. Que va a hacer sitio, a poner espacio.
10. Que va a disociar.
11. Que va a llenar ese espacio.
12. Que va a dar un sentido, hacer un reencuadre.
13. Que va a reformular o formalizar todo eso, en forma de un modelo terapéutico verbal y no verbal.
14. Que sabe hacer asociaciones.
15. Que utiliza la aprobación.

En cierto nivel, la terapia es fácil porque cada persona está en una coherencia propia: las enfermedades, los predicados utilizados, las respuestas, etc. Todo gira en torno a la misma problemática. Todo es coherente, incluso la incoherencia, la locura. Hay una metacoherencia que hay que encontrar, una lógica interna.

Milton Erickson

El doctor Milton Erickson nació en 1901, en Nevada, Estados Unidos, de una familia de pioneros. Psiquiatra, psicoterapeuta dotado de genio, es el padre de la hipnosis médica moderna. Descolló tanto en el ámbito de la enseñanza como en un plano individual. En efecto, aquejado de poliomielitis de extrema gravedad ya desde edad temprana, utilizó la hipnosis sobre sí mismo, con éxito, para tratarse. Recuperó la movilidad de las piernas sirviéndose de su memoria y observando a su hermana pequeña, que estaba dando sus primeros pasos. En 1923 fue cuando oyó hablar por primera vez de la hipnosis y comprendió que aquello que le había permitido rebasar sus límites había sido autohipnosis.

Para Milton Erickson, un elemento esencial para favorecer el cambio es **crear una nueva experiencia de referencia** ligada a emociones positivas. Ésta permitirá una reorganización interna de las creencias. El terapeuta propone, invita, favorece una nueva experiencia de referencia específica para el paciente, que, en cierto modo, va a reorganizar su estructura mental interna con un elemento más. Lo cual hace que, en esta nueva organización, el síntoma ya no pueda estar, ¡ya no tenga sentido! Se rompe una pared en la casa, o se añade una pared, se cambia algo que tendrá impacto sobre la luminosidad de la cocina, sobre el calor de una sala. ¡Y eso ya nunca más volverá a ser como antes!

Milton Erickson provocaba sanaciones sin que las personas fueran conscientes de nada de ningún tipo. Era arte.

La mayoría de los psicoterapeutas creen que la persona tiene que tomar conciencia de su árbol genealógico, de sus conflictos, de su inconsciente, de su relación precoz con su mamá, etc., con el fin de sanar. Esto no es más que una creencia. La persona, al final de la terapia, se despierta y parece decir: «¡Anda!, era un sueño, y yo ya no soy el objeto de eso. Paso del objeto al sujeto».

Erickson procedía de otra manera. En esto es en lo que era único como terapeuta. Pienso que él desempeñaba el papel de ser la consciencia del otro. Sabía cuál era la estructura del problema. El paciente, por su parte, no conocía forzosamente la causa de su problema, no siempre estaba en ese estado de disociación respecto al origen del trastorno. Pero Erickson lo estaba permanentemente.

Es como si supiéramos por qué un niño no consigue montar en bicicleta. Para enseñarle, lo montamos en un caballo, porque ir montado a caballo sí sabe, y le gusta. Y lo acompañamos. Después lo volvemos a montar en la bici. Mientras que estaba en el caballo, le hemos enseñado cómo montar en la bici. Se lo hemos enseñado sin que él sepa que ha aprendido. Ésta es la razón por la que el doctor Erickson le pedía al inconsciente que aprendiera. El consciente trabaja con sus propias imágenes, con su consciencia propia. Y el inconsciente con las suyas.

Erickson, o cualquier otro terapeuta, toma la función del superconsciente del paciente. Es decir, que él conoce el problema, encuentra una solución a ese problema. Sin que el paciente, por su parte, tenga necesidad de comprender. La mayoría de los demás terapeutas suelen favorecer en el paciente una toma de conciencia. Utilizan la consciencia del paciente, pero en realidad ¿quién la necesita? ¿Quién necesita quedarse tranquilo? ¡El terapeuta!

Porque basta con que haya una persona que sepa. Y el terapeuta puede ser esa consciencia.

El contrashock

M. Erickson utilizaba a veces el contraschock.

Una adolescente tenía fijación sobre sus pies, que le parecían demasiado grandes. Por teléfono, la madre explica que su hija tiene una obsesión con eso y ya no quiere salir de casa. M. Erickson va a casa de esta persona. Entra, va andando y pisa adrede los dedos de los pies de la niña. Y le dice, gritando de una manera furiosa: «Si estos chismes hubieran crecido lo suficiente para que se los viera, no los pisaría uno». Y luego se va. La niña, a partir de ese momento, ya no volvió a tener esa fijación con sus pies. Eso es el contraschock en relación con una nueva experiencia de referencia.

Si bien todo es identidad y relación, el terapeuta tiene una calidad de relación particular con el paciente. Freud lo dice a su manera cuando habla de la transferencia. El niño se definirá a partir de las relaciones, se conocerá a partir del mundo de la relación. El terapeuta está en una calidad de relación fuerte. Va a llevar al paciente a introducirse en experiencias de construcción de su identidad. El *shock* se utilizará de modo más o menos fuerte para desplazar la energía no empleada, la inercia del sistema instalado. De modo natural, el paciente se va a aferrar a sus creencias limitantes. Hay que poner energía para que la persona pueda reactivar algo. Es como una vitamina. La vitamina es un catalizador. Hay una energía que hay que poner, un papirotazo exterior. Eso es la aprobación del terapeuta. Reactivar el motor, producir un chispazo, una información emocional. En el ejemplo anterior, Milton Erickson estaba furioso. Puso energía emocional, lo cual potencia los actos y la fuerza de éstos. Así, esa adolescente cambia la visión que tenía de su cuerpo.

A veces el terapeuta puede actuar como un subastador: «¡Atención! Voy a contar hasta tres, ¡atención! Uno… dos… ¡tres! ¡Hecho!».

El volver a estresar a la persona a veces soluciona un conflicto y a veces añade conflicto. El hipnotizador de espectáculos hace entrar en trance a su público mediante el miedo. Ahí no hay nada de terapéutico, el eventual beneficio no se sostiene, porque la persona obedece, se somete, pero su inconsciente no reorganiza nada.

Ejemplo de ineficacia: el Sr. X viene a consultar por miedo a la multitud. El terapeuta decide acompañarlo al centro de la ciudad, allí donde pasan cinco automóviles por segundo. Ese hombre tuvo un sobreestrés, por supuesto, pero no solucionó nada en absoluto. El terapeuta lo condujo a su lugar problema sin darle el medio para superarlo. Lo único que hizo fue anclar más la incomodidad.

Ejemplo de eficacia con el sobre estrés: un día, el doctor Erickson va a dar una conferencia sobre la hipnosis. Un hombre que no cree en absoluto en la hipnosis lo saluda justo antes de la conferencia, machacándole la mano y haciéndole daño. Enseguida, el doctor Erickson pregunta si alguien quiere que lo hipnoticen. Ese hombre se levanta y sube al escenario. El doctor Erickson le tiende la mano para recibirlo y, rápidamente, se agacha para atarse los zapatos; el hombre está de pie en el escenario con la mano en el aire, delante de la gente, y debe de sentirse ridículo. Como el doctor Erickson lo ha puesto en sobreestrés, ese hombre tiene que buscar el lugar de menor incomodidad. Muy bajito, el doctor Erickson le dice: «Si yo estuviera en su lugar, ahora entraría en hipnosis».

Normalmente, si nos encontramos y yo te doy la mano, tu cerebro ve ya la totalidad del movimiento: es como si se estuviera haciendo. Pero, en este caso, su cerebro está paralizado, porque el doctor Erickson ha hecho algo imprevisto, ilógico: hay un blanco, un vacío que Erickson llena con su inducción. Y el inconsciente de ese hombre lo toma, porque tiene horror al vacío. El momento del *schock*, al igual que el de la sanación, es el de un vacío, de una acogida. Instantáneamente, el hombre entró en trance y se quedó catatónico…

Hacer el cambio atractivo, insoslayable

Una de las estrategias operantes que conducía el doctor Erickson era hacer que sus pacientes percibieran el cambio como algo forzosamente más cómodo que mantenerse en el problema.

Ejemplos:

- El Sr. X quiere dejar de fumar, pero la deprivación es percibida como peor que el tabaco. El terapeuta puede asociar el tabaco a la enfermedad, a la incomodidad de aquello que amamos, a la tortura infligida a los animales que sirven como objetos de experimento, etc. La deprivación puede asociarse a la libertad, al placer.

- La Sra. X quiere cambiar en su vida, se queja de que nunca puede tomar decisiones. El terapeuta le hace observar que puede muy bien decidir continuar así. Lo cual es una primera decisión. Puede decidir cambiar, lo cual es otra decisión. También puede decidir dejar de quejarse sin cambiar su comportamiento…

Las falsas opciones

Hay un juego de magia en el que hay que descubrir la carta que ha elegido una persona. El mago hace preguntas por exclusión. Al final, la carta que tiene la persona no puede ser más que ésa. Eso es la terapia. Tú sabes cuál es su problema. Sabes cómo lo vas a desbloquear. Quieres que la persona llegue ahí. Y cierras todas las puertas. La arrinconas. Es una estrategia.

Erickson le pregunta a un niño: «¿Cuándo te quieres curar? ¿Te quieres curar el 5 de septiembre, el día de tu cumpleaños? ¿U hoy?». Hacía como si ya estuviera hecho. Y el niño entraba. Erickson actuaba muchas veces así para los problemas de enuresis. Era un clásico.

Aprender a conocer el inconsciente observando a los niños

Erickson aprendió su oficio, entre otras cosas, observando a los niños. Tanto si se trataba de los suyos como de sus hermanos y hermanas, observaba cómo obligan los niños a mamá o a papá a hacer tal cosa. La pregunta que se hacía (porque el niño y el inconsciente están muy cercanos) era: ¿cómo se las arregla el niño para satisfacerse, para entrampar al otro? ¿Cuáles son sus estrategias?

Conociendo las estrategias de los niños, conocía las estrategias del inconsciente. Él era muy sencillo. Observaba lo que no funcionaba, encontraba el bloqueo y permitía al inconsciente realizar un aprendizaje, adaptarse a la situación. El doctor Erickson le hablaba al inconsciente.

✻ He aquí otro protocolo posible según Erickson:

1. Un paciente y un problema están enfrente de ti.
2. Tú estableces una relación que le dice a él que existe.
3. Tú lo observas todo.
4. Tú te conviertes en su consciencia, en su toma de conciencia.

5. Le permites una nueva experiencia de referencia.
6. Utilizas un contraschock o una falsa opción.
7. Creas un espacio entre él y él.

Este conjunto puede favorecer la llegada del *papirotazo*.

Ernest Rossi

Ernest L. Rossi, psicoterapeuta de fama mundial, es el autor de numerosos trabajos sobre la hipnosis ericksoniana. Fue alumno y amigo de Milton Erickson. Continuó las investigaciones de éste sobre los vínculos cuerpo/mente y los caminos de la terapia.

Parafraseando a Rossi, podemos decir que no es necesario que salga a la luz aquello que fue reprimido y sirvió de pretexto a la enfermedad. Eso podría, sin inconveniente, permanecer en el inconsciente, *«siempre y cuando se le haga sitio»*.

¿Qué quiere decir hacer sitio? Lo podemos sustituir por dar la posibilidad de acoger. Es la metáfora del aparcamiento: una persona entra en un aparcamiento. Un cartel indica que hay sitio disponible en el 2.º nivel… Le corresponde a él poner lo que quiera en ese lugar: un cupé, una limusina, una ranchera, una bicicleta…

Se trata también de volver a poner movimiento, de retirar el lado paralizado, de volver a implicarse después de hacer un duelo, por ejemplo. Como la biología le tiene horror al vacío –ignora espontáneamente el no y la negación–, ¡pon tú lo que a ti te convenga en su lugar! Según lo que pongas ahí, tendrás una mejoría o una agravación. ¡Elige bien! Es la liberación de la represión.

Por otro lado, E. Rossi integra como evidente la función positiva del síntoma y sitúa al inconsciente como el lugar de la terapia:

«Todos los síntomas son señales. Casi todo el mundo reconoce este hecho psicobiológico: la mayoría de entre nosotros procura matar al mensajero, en lugar de tener en cuenta con respeto el mensaje…

»Mejor que intentar controlar el síntoma, nos tenemos que preguntar qué intenta decirnos la entidad cuerpo-espíritu mediante ese sentimiento fugaz de depresión, esa fatiga crónica, ese dolor de cabeza…

Con nuestro enfoque psicobiológico, buscamos con atención el síntoma señal, y luego facilitamos la instalación de procesos creativos de transducción de la información que estén en condiciones de convertir los aspectos negativos de los síntomas en reacción terapéutica».[8]

El entrenador deportivo

El Sr. X es entrenador deportivo de altísimo nivel. Ha dirigido a varios campeones del mundo en diferentes disciplinas. Fue él también campeón de Europa. Durante mucho tiempo, los instruía diciendo: «Aplástale, tú eres el mejor, tú eres el más fuerte». Y luego, un día, uno de sus protegidos, excelente, libra un combate. Está muy bien entrenado, es muy fuerte, y pierde, mientras que el otro, aparentemente, era menos potente. El Sr. X va a ver al vencedor y le pregunta cómo se lo ha planteado. Es entrenador y le interesa la pregunta. El vencedor aceptó responderle: «Mi psicología durante todo el combate era la de un profesor. Yo en absoluto tenía el proyecto de ganar, de ser el mejor, de ser el más fuerte. Lo que quería era enseñarle cómo pelear». Pienso que ahí hay una estrategia para utilizar.

«Voy a enseñar». Y ganó. No es: «Quiero dominarle», es: «Voy a educarle, a enseñarle». En Erickson hay un lado pedagogo: «Le voy a enseñar cómo vivir». Hay un lado paternal también. Nosotros podemos adoptar esa actitud mental para con los pacientes: «Le voy a enseñar una cosa». Recogiendo la frase de Groddeck: «Esto me divirtió mucho...» Es: «Si quiere usted, le voy a enseñar algo divertido, o nuevo». Al ser humano le encanta aprender.

Dios

Esto es una hipótesis de lo que ocurre en la oración. Podría ser una forma de trance muy intensa, quizá la más grande. Su contenido sería:

---

8. *Véase también* el capítulo 5.

«Dios, tú lo sabes todo, así que ocúpate de mis problemas». Dios adopta esa función de supraconciencia: «Tú conoces el problema, tómalo y me darás la solución».

Pero en el fondo, cuando funciona, ¿cómo se hace que funcione?

- ¿Creamos (crear es un aspecto divino) un holograma que es una respuesta, disociándonos del problema?
- ¿Nos convertimos en Dios?
- ¿Tenemos en nosotros una parte divina que nos da la solución?
- ¿Hacemos una transferencia sobre Dios?
- ¡Dios existe!
- ¿Otra cosa?

Antaño se hablaba de la fe. Tener fe quiere decir: «Creo en ello». Lo cual inmediatamente nos proyecta al objetivo alcanzado. Y esto crea una distancia en relación con el problema.

A partir de ese momento, el inconsciente puede aprenderlo todo. Incluso si la persona no sabe cómo. La persona, por fuerza, funcionará de una manera diferente. Porque el problema está ahí y al mismo tiempo está ahí la solución... El cambio se hace entonces con uno o a pesar de uno... ¡Después encendemos un cirio!

Por otro lado, en el Evangelio, las sanaciones siempre están presentes como un fenómeno social y jamás secreto. Jesús va a buscar a Juan, Pedro y Santiago para resucitar a la hija de Jairo. En otras escenas milagrosas, podemos observar criterios permanentes en todas las sanaciones:

- un aspecto social,
- una palabra determinada, o un gesto,
- hay sincronización entre Jesús y el pescador o el enfermo,
- hay un antes y un después,
- hay una reorganización interior con esa experiencia, lo que hace que la persona cambie algo en su vida y en su percepción del mundo.

Nuestros propios recursos

Cuando una persona viene a la consulta con su enfermedad, su problema o su dificultad, en su inconsciente no sólo está el origen de su enfermedad, de su problema, de su dificultad..., sino que también está la manera de arreglarlo, la solución potencial. En nosotros está el origen de la enfermedad, en nosotros está tanto el mantenimiento como el tratamiento de esa enfermedad. Todo el mundo debería gozar de buena salud, puesto que tenemos dentro de nosotros a la vez el veneno y el antídoto.[9]

Una parte de la terapia consiste en volver a poner en contacto esas dos zonas, esas dos realidades: problema y solución. El problema no tiene por qué pasar forzosamente por el consciente para ser transformado. El tránsito puede ser consciente o poco consciente.

Por ejemplo, cuando alguien oye en hipnosis: «En un momento u otro, te vas a sentir de la manera que es adecuada y correcta para ti. Y quizá, si lo deseas, de manera consciente o inconsciente, vas a llevar el recurso ahí a donde sea confortablemente útil, con el fin de que problema se convierta, entre otras cosas, en una solución...». Hemos hablado de manera confusa, vaga, y el inconsciente ha oído algo útil para él, como *«lâche, ose»* («suelta, atrévete»). El inconsciente le pone el sentido preciso que necesita y sana. Tenía necesidad de esa invitación exterior, **«permiso»**. Necesita oír a alguien decirle: «Ahora puedes sentirte bien. Ahora puedes sanar».

Podemos recuperar como ilustración este texto de M. Groddeck:
«Según lo que sé de las cosas –muy poco, ya lo he dicho– me parece que basta con obligar al guardián de la puerta a gritar cualquier nombre en la sala del inconsciente. Digamos, por ejemplo, Volmer. Si, entre los que están cerca de la puerta, no se encuentra absolutamente ninguno que se llame así, se hace circular el nombre y, si no llega realmente hasta aquel que lo lleva, quizá haya un Muller que, intencionadamente o no, comprendiendo mal el nombre, se abrirá paso y penetrará en el consciente».

---

9. «Nosotros somos el remedio y la sanación».

Al niño le encantan los juegos de palabras. Yo creo que todo está estructurado sobre la infancia. Cuando el niño tiene gana de orinar o tiene sed, le dice a su madre: «Mamá, ¿**puedo** hacer pipí? ¿**Puedo** ir a beber?». «Puedo» es a la vez el permiso y la capacidad. Hay una especie de confusión en la lengua francesa con el verbo poder; esta confusión no se da en el inglés. La lengua francesa tiene un carisma, una función específica, a la que pertenecen los juegos de palabras. «*¿Puedo beber?*». «*¡Sí, puedes!*». No sabemos si es el permiso o si es la capacidad. Es evidente que puedo, pero necesito que alguien me lo diga. Es como si fuera necesario aportar un poquito de energía externa para activar la actividad interior. En un coche hay un motor. Si nosotros no utilizamos el arranque, el coche no arrancará solo. Hace falta algo exterior para volver a dar el papirotazo que permitirá el movimiento. Es el **estarter** o las **vitaminas,** que no aparecen en el producto final, pero que son indispensables para el mecanismo de la vida. Por otro lado, por eso se las llama vitaminas. Es también la imagen del **poder que les damos a los demás.**

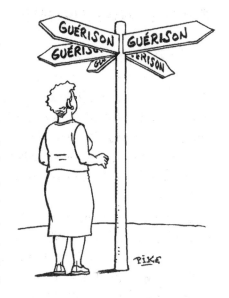

De ahí la importancia crucial del entorno, de la sociedad, de la relación, es decir, del juicio. Hablamos de la regulación de las informaciones procedentes del mundo exterior, pero ¿cuál es la representación interior que nos hacemos de ellas?

En resumen, le pedimos permiso al otro para hacer lo que sabemos hacer sin él: ¡sanar! Necesitamos su presencia (benevolencia) o su permiso/bendición.

CAPÍTULO 5

El calderón de la sanación

Llegamos aquí a un capítulo que podemos llamar «el calderón»[1] de la terapia, porque corona el hecho de tocar el acordeón en una expansión explosiva, en un desembocar impresionante y simple a la vez, tan desnudo.

Damos aquí las gracias a Ernest Rossi por habernos guiado. Escuchándole fue como tuvimos la idea de modelizar el tránsito de la sanación. Él ha dado la estructura de ese tránsito. En cierto modo hemos generalizado su modelo.

El modelo

La terapia es una experiencia-información biológica que facilita el cambio, y ello por todos los medios. Hay miles o más. A diario vivimos experiencias que nos aportan informaciones, pero tan sólo algunas crean cambios. ¿Qué hay de común a todas esas experiencias para que se conviertan en **instantes de sanación?**

Esto es lo que hemos observado de manera constante, y definido con las 4 secuencias siguientes:

---

1. En música, el calderón es una nota final tenida.

> 1.ª secuencia: Identificación y contacto consciente o preconsciente con el problema.
> 2.ª secuencia: Identificación y contacto consciente o preconsciente con un recurso.
> 3.ª secuencia: Confrontación del uno al otro.
> 4.ª secuencia: Cambio o no en función de esta experiencia.
>
> --
>
> Secuencia facultativa: En caso de no producirse cambio, es útil volver a empezar el protocolo desde el principio cambiando el recurso de la segunda secuencia.

Esto es lo que hacen los terapeutas eficaces, en un nivel consciente o inconsciente, en un momento o en otro. ¡Obsérvalo tú mismo! ¿No es esto lo que haces tú también, más o menos conscientemente? Un aspecto es la confrontación consciente o preconsciente con el problema, lo que nosotros denominamos la identificación del estado problema. Otro aspecto es encontrar el recurso o el medio para acceder a un cambio de estado. A continuación, conviene experimentar tanto un conjunto como el otro. Finalmente, podemos observar el resultado satisfactorio o no satisfactorio, el cambio en su calidad y su cantidad, y la reorganización de la psique.[2]

Detalle de las 4 secuencias

Secuencia 1: Identificación y contacto consciente o preconsciente con el problema real.

Éste es, en nuestra experiencia, un tránsito obligado para resolver el problema. Aunque el resentir solamente dure un segundo, es indispensable entrar en contacto con el problema.

---

[2]. *Véase* capítulo 2: Terapia = reorganización por el paciente de su psique, re-unificación.

El que se haga de manera consciente o poco consciente tiene poca importancia.

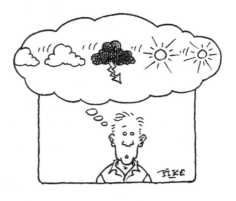

La etapa consiste en tomar contacto con la dificultad real que mantiene vivo el sufrimiento, en identificarla. Lo cual quiere decir también que el sujeto se ve abocado a vivir, a sentir o a resentir la **situación problema.**

Con mucha frecuencia en nuestras vidas preferimos evitar esa primera fase, que es incómoda. Forzosamente el encontrarse dentro de una dificultad, de un drama, provoca un resentir percibido como desagradable.

Son posibles dos casos particulares:

- La evocación de la situación problema ya no crea incomodidad. Para esto hay por lo menos 3 razones:
   - O bien estoy separado del resentir.
   - O bien no estoy en el instante del problema.
   - O bien el problema ya se ha resuelto: ¡ya no es un conflicto!
- La evocación de la situación problema crea una resistencia, un miedo a recuperar las propias emociones. En cuyo caso, es posible proponerle al sujeto un artificio técnico diciéndole, por ejemplo: «Está usted a punto de recuperar, de revivir una situación que fue más o menos desagradable; puede hacerlo **con total seguridad,** porque va a revivir la situación, la va a resentir, pero no se va a desarrollar realmente de nuevo. Es como una película que usted ve; en la pantalla ocurren cosas difíciles, pero en realidad usted está cómodamente sentado en una butaca. Ahora que una parte de usted está en lugar seguro, otra parte puede **autorizarse** a reexperimentar de manera nueva esa experiencia».

La autorización, el permiso, está en relación con la autoridad (y el padre): la autoridad justa conduce a la seguridad y a la confianza. Aquí de lo que se trata es de recuperar autoridad –poder– sobre uno mismo.

Secuencia 2: Identificación y contacto consciente o pre-consciente con un «buen» recurso, una solución generadora de cambio real

La persona se va a orientar hacia el recurso, hacia la solución.

El recurso es cualquier medio que permita acceder a, facilitar o crear un estado interior que nos permita adaptarnos a lo real, acogerlo, realizar un cambio, vivir la vida.

Es, por ejemplo, una experiencia positiva, un modelo, un reencuadre de sentido, factores que permiten dar o volver a poner movimiento o flexibilidad. Son también las metáforas, los dibujos, las historias... Es todo elemento facilitador, en cualquier ámbito que sea.

Aquí hay dos partes:

- identificar el recurso (recuperarlo o crearlo, inventarlo),
- tomar contacto con él.

Con mucha frecuencia tenemos conocimiento del recurso antes de que aparezca el problema. Lo cual nos lleva a proponerle al sujeto que tome contacto con el recurso antes de tomar contacto con el problema. La respuesta precede a la pregunta, si estamos atentos a ella, y si la pregunta –el problema– viene a validar ese recurso anterior, a darle sentido, fuerza y valor.

Ejercicio de la respuesta sin pregunta

Les propusimos a unos alumnos de un curso que, antes de conciliar el sueño, le pidieran a su inconsciente una respuesta, una solución...

El 1.er alumno reaccionó diciendo: «Pero ¿la respuesta a qué?». Le precisamos: «¡Tu inconsciente conoce las respuestas que necesitas!». Y luego: «¡Quizá te dé también la pregunta! Sin que tú necesites plantear el problema. ¡Es muy interesante empezar por las respuestas!». Así arrancamos a veces la secuencia n.º 2.

Da seguridad el tener la respuesta antes que la pregunta. Los alumnos hicieron este ejercicio. Y la mayoría –dos tercios– tuvieron un sueño, como una perla, un tesoro. Por otro lado, finalmente se pudo saber cuál era el problema que se estaban ocultando a sí mismos. En efecto, ciertas personas descubrieron la respuesta: «¡Eres una persona estupenda!». Nunca se habían confesado que no se amaban. Una vez encontrada la respuesta, la clave, pudieron confesarse: «Efectivamente, me reprocho muchas cosas y me tengo en poca estima».

Este ejercicio es una cosa que puede ser sanadora. Es una herramienta muy abierta. Puedes utilizar una lámina de dibujo y hacer esquemas, croquis, dibujos. Eso tendrá la misma eficacia. La idea, impresionante por su utilidad, es utilizar todo tipo de cosas en la terapia, porque el propio inconsciente utiliza todo tipo de cosas, ¡permanentemente! Se expresa sin cesar a través de nuestros gestos, nuestra ropa, nuestros dibujos, nuestros oficios, los adjetivos que utilizamos o las enfermedades que tenemos.

Secuencia 3: Experimentar uno con relación al otro
Es el *notorio* encuentro de lo «percibido como problema» y de lo «percibido como recurso».

Es aquí donde la experiencia adquiere su sentido y su valor, poniendo en contacto los dos ingredientes: el problema y la posible solución del problema.

Secuencia 4: Resultado de la experiencia, reorganización de la psique
Cuando aquella perla estaba conmigo, yo estaba lleno de alegría, agitado como la ola por el respirar de mi propio ser, conmocionado como el trueno. Dije el secreto del mar e, igual a las nubes sedientas, dormí en la orilla.[3]

Con frecuencia, es en esta fase en la que aparece emoción, una exteriorización, la manifestación de un cambio interior. Hace más de dos mil años, Hipócrates escribía: «**En una consulta, si el sujeto no ha reído o llorado, no ha ocurrido nada;** ¡la medicina es un arte!». Y la evolución —me cuesta decir la sanación—, ese cambio, respeta los criterios de la persona. En el interior de sus valores, se produce un reacomodo de éstos.

---

3. Texto del maestro sufí Jalaluddin Rumi libremente adaptado por los autores.

El cambio aparece en esta 4.ª secuencia. Es el resultado de esta confrontación lo que produce algo nuevo en la persona. A través de una experiencia, a través de un cambio, se produce una evolución. A veces ocurre algo, a veces no ocurre nada o casi, la mayoría de las veces lo que ocurre es inesperado…, es la fascinación (de la CLÉ).

Este modelo, muy simple, incluso simplista, puede representar nuestra conclusión hasta la próxima experiencia. El momento de la sanación es eso.

El instante de la sanación se produce cuando hay experiencia de la confrontación de los datos problema y de los datos recurso…

Y si no ocurre nada, buscamos las resistencias, su utilidad; los bloqueos, su lugar, como, por ejemplo, el miedo a estar bloqueado.

El miedo a estar bloqueado

Una resistencia al cambio puede nacer del miedo a quedarse atascado en una etapa, sea la que sea. Mientras hay bloqueo, hay no-evolución, hay un rechazo de experiencias nuevas.

Estar bloqueado en la fase 0:
«Me niego a tomar contacto con el problema»

Ejemplo: Un paciente tiene un tumor en el páncreas. Le pregunto por qué viene. Me contesta que tenía ganas de conocerme. Ha visitado a otro psico-bío-terapeuta, un médico. Y han encontrado todos los conflictos. Todo va bien. Simplemente le apetecía verme. Le digo que el objetivo está alcanzado y le despido. Me dice que quiere quedarse porque quiere que le confirme que todo está sanado. O sea, que el objetivo es la confirmación, y deduzco que tiene grandes dudas.

El problema disimulado en su necesidad de certeza total es la duda. ¡Y, si estamos en la duda, no estamos del todo en lugar seguro! Sin seguridad es difícil pasar el punto de inflexión.

Creo que está en peligro porque está en la fase 0, de negación. Es decir, que ni siquiera entra a la fase 1, de estrés, que es identificar el problema. ¡Él no tiene problema, no, ningún problema! ¡No quiere tener problemas! ¡Niega el problema! El terapeuta encuentra el *shock,* los conflictos programantes, los desencadenantes, los resentires, los predicados. Todo se ha expresado, pero eso no tiene ningún valor para él ¡porque él no tiene ningún problema!

Quizá tenga miedo, miedo a entrar en fase 1 y quedarse en ella. Eso acrecienta el problema. El sujeto puede quedarse bloqueado en ese miedo.

El sujeto se ha inventado una solución. Está en fase 2 bis, pero ha elegido inventarse esa solución sin experimentarla, sin confrontarla con la situación problema. Está bloqueado. Quiere estar en fase de sanación y dice: «He decidido hacer un viaje. He decidido superar el problema, pensar en otra cosa». Se plantea recursos. Pero recursos ¿para qué problemas? Siendo así que no quiere estar en contacto con el problema. Está orientado hacia una solución que instala, pero que no es eficaz porque es **una llave sin cerradura.** ¡Imaginad a alguien que se pasee con decenas de manojos de llaves! Es una cosa aparatosa e inútil si uno no se plantea la posibilidad de encontrar una cerradura. No hay confrontación entre dos aspectos. No hay experiencia. Es un zumo de fruta sin sed. No hay experiencia del problema, como consecuencia de lo cual ¡no puede haber confrontación!

Muchas veces el ser humano prefiere quedarse en lo mental o en la enfermedad antes que experimentar; elige dar vueltas en redondo.

Éste es el caso de ciertas enfermedades mentales o físicas, como el de algunas personas aquejadas de esclerosis múltiple. ¡El sujeto prefiere mantenerse esclerótico, bloquearse antes que resentir, y da vueltas en redondo dentro del mental! No sale de ahí. Este tipo de sujeto mentaliza. Cuando le preguntas cuál es su resentir, responde. «¡Pienso que sabe a fresa! ¡Pienso que me duele el pie…!». Piensa, pero no tiene ningún resentir… Ahorra energías. Le complace pensar que se está curando la barriga o su herida. Pero ¡qué herida, el pensar sin cesar…!

Este funcionamiento puede describirse como una espiral sin fin.

Estar bloqueado en la 1.ª secuencia

Si la persona se queda atascada en su problema, en su sufrimiento, esto es espantoso para ella, es insoportable.

El peligro potencial es poner a las personas en fase 1 y dejarlas ahí. Se acrecienta el problema.

El sujeto se pone frente a su problema y se queda ahí durante meses o años; ¡algunos dicen que lo están rumiando!

Estar bloqueado en la 2.ª secuencia

Después, la persona puede estar orientada hacia una solución. Conoce la solución pero no la experimenta; puede quedarse en esa solución sin hacer confrontación. Puede quedarse atascada ahí durante toda una vida. Estar permanentemente de vacaciones también es un bloqueo. La persona andará en actividades de ocio, en cosas que no le supongan coerción alguna. Es una trampa. No hay nada sanado, nada tratado. No ha habido evolución, ni experiencia, ni confrontación con la realidad.

La persona atascada en la fase 2 bis es exterior, está disociada de los problemas; lo cual le permite evitar la confrontación entre problema y solución.

Estar bloqueado en la 3.ª secuencia

Una persona puede permanecer toda una vida en una confrontación que es el hacer que se afronten dentro de ella, o fuera de ella, problemas y soluciones. Pero soluciones inadaptadas al problema: ¡no hay coherencia!

«Es usted depresiva, ¡tómese un zumo de naranja, o tenga un hijo!».
«¡Te han despedido! No es para tanto, ¡mientras tengamos salud!».
«Ella te engaña y tú la quieres, ¡búscate otra!...».
«Te han amputado un brazo, ¡puedes jugar a la rayuela!».

Por esa misma regla de tres, cualquier persona puede ser asistenta social, terapeuta, enfermera, policía, sacerdote o juez, o abogado, o lo que sea, como una forma de relación de ayuda.

Subconjuntos de las 4 secuencias

Hemos esquematizado esta descripción que puede ser fluida. Podemos imaginar que las secuencias se superponen. He aquí algunas posibilidades de declinación (y esta lista no es exhaustiva).

Fase 0: La negación

Ejemplo: Es la primera vez que recibo a la Sra. X. Así transcurre el inicio de la conversación.

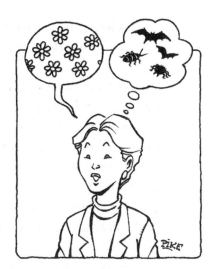

Dice ella:

—¡Mi hija me ha hablado de usted, así que aquí estoy! Tengo una enfermedad de Ménière,[4] y todos los especialistas me han dicho que no había nada que hacer.

Le pregunto:

—¿Tiene usted alguna idea de lo que ocurrió en su vida anteriormente?

Propone:

—La enfermedad de Ménière aparece siempre por casualidad y dura toda la vida. Sé que era una época en la que hacía mucho frío. ¡Yo no llevaba sombrero! Cogí frío en los oídos. ¡Debe de venir de ahí!

—¿Le ha dicho su hija cómo veo yo las cosas?

—¡El doctor me ha puesto tal tratamiento!

—¿Sabe usted que el ser humano tiene emociones que transitan igualmente por nuestras células?

—Por supuesto, pongo atención a tomar mi tratamiento para que no empeore la cosa. Y además, por momentos ¡va un poquito mejor!

En este nivel del encuentro no puede ocurrir nada. Es un caso relativamente frecuente.

Ella, como muchos pacientes, está en un nivel de comprensión y de solución que se sitúa en superficie y no puede sanar en profundidad porque no aborda el fondo del problema.

Durante 20 minutos a esta mujer le cuesta oírme; no es casualidad si tiene la enfermedad de Ménière, que asocia la sordera, los acúfenos y un vértigo rotatorio.

---

4. La enfermedad de Ménière es la asociación de tres tipos de síntomas: la disminución de la audición, que se presenta después de tener acúfenos, y un vértigo rotatorio.

Al cabo de entre 20 y 30 minutos, ¡oye, comprende que es realmente ella la que tiene esa enfermedad, que apareció en una época precisa de su vida y no un mes, o 10 años antes o 10 años después! Es verdad que unos días antes de su aparición ella estuvo cuidando a su madre moribunda, a la que adora, y con la que había mantenido una relación de fusión permanente.

Cuando le pregunto a qué edad adquirió su autonomía respecto de sus padres, esta mujer de 60 años me dice que hace más o menos un año. Después de que murió su madre. ¡Se independizó con 59 años![5]

Secuencia 1: Insatisfacción

Esta mujer precisa su vivencia precedente a los síntomas:

Adora a su madre, la cual está enferma, va envejeciendo. La recibe en su casa, le cede su propia cama. Este funcionamiento se parece a un Edipo, es una fusión muy fuerte con la madre. La mujer se pasa varias semanas durmiendo con su marido en el salón. Y su madre la llama 4 veces por noche con una voz aguda, **insoportable**. A ella le gustaría tanto **oír** la voz suave de antaño… ¡de la que está separada para siempre jamás, se dice! Así que, ¿qué va a traer **el futuro**?

El sentido biológico del acúfeno: Este ruido nos conecta con el pasado (la voz de su madre) mediante el sonido (el acúfeno agudo, grave o central, según el ruido perdido), ¡porque el silencio es insoportable!

El sentido biológico de la hipoacusia: No doy crédito a mis oídos (las llamadas chillonas), es insoportable de oír (las quejas).

El sentido biológico del vértigo:

1. Tengo loca la cabeza; ya no sé cuál es la dirección adecuada (mi cama o mi madre, mi madre o yo).
2. ¿Qué nos deparará el futuro? No tengo más remedio que avanzar, no puedo quedarme en el sitio, pero frente a mí lo que hay es la nada, el vacío…

---

5. Véanse los ciclos biológicos descritos por Marc Fréchet, el ciclo de independencia.

Ya no soporta más oír esa voz, pero se lo reprocha. Se siente culpable por estar cansada (continúa trabajando durante el día). No le ha hablado de esto a nadie. Me lo dice con mucha emoción y llanto. Así pues está en 1.ª fase, en fase de estrés.

¡Pero ha habido que «pelear»! Como ya hemos dicho, nuestra protección psicológica y biológica hace que no vayamos allí donde duele. El terapeuta es aquel que va a llevar a su paciente allí donde duele. Puede hacerlo de manera hipnótica o consciente. A veces la manera suave es la más adaptada; a veces, por el contrario, ese contacto puede parecer más contundente.[6] Cada caso será distinto.

No hay necesidad de extenderse durante años, basta un instante.

¡Aquí, el hecho de hablar de ello elimina de entrada la posibilidad de quedarse prisionero en la 1.ª secuencia!

La 1.ª secuencia es la lista de las enfermedades de estrés, la lista de todos los conflictos activos.

Es: «Acepto estar en contacto con el problema». Es un tránsito *obligado*. Si no, estamos en la negación... o demasiado pronto en una ilusión de sanación que no está adaptada al problema. Otro tanto ocurre con ese hombre que, a mi parecer, no está curado de su conflicto familiar cuando dice: «He decidido tomar distancia respecto de mis problemas familiares, tomar el avión y marcharme».

Proverbio terapéutico: «¡Por más lejos que yo quiera huir de mí mismo, a esa misma distancia me alcanzará mi sombra!».[7]

Recuerda: el objetivo de la enfermedad es resolver el problema cortocircuitando el consciente; hacer inconsciente el problema, es decir, detener el sufrimiento, no volver a ponernos en contacto con aquello que nos perturba.

Nosotros, los terapeutas, «fastidiamos» al paciente queriendo ponerle en contacto con la 1.ª secuencia. Nosotros somos los *malvados*, los que perturban todo lo que parecía estar en orden. Y los pacientes parecen decirnos a veces: «Hábleme de lo que sea menos de mi problema. Prefiero hablarle de mi enfermedad. ¡Tengo un esguince en el to-

---

6. *Véase* en la bibliografía *La thérapie provocatrice*.
7. La sombra es nuestro lado oscuro, el que de modo natural nos incomoda.

billo! ¡Sufro! ¡Me duele! ¡Tengo edema! ¡Estoy tomando medicamentos! ¿¡No es verdad que hay que tomar medicamentos!?».

Les preguntas: «¿Cuál es el cambio que ha habido en su vida?».

Contestan: «¡Tengo un esguince en el tobillo!».

Al insistir con: «¿Qué dirección quiere usted tomar?», la respuesta es la misma: «¡¡¡Tengo un esguince!!!».

Se trata de pasar del nivel del síntoma al nivel del problema. Si te quedas en el síntoma, no estás en contacto con el problema.

Secuencia 2: Disolución, evolución

A continuación, el paciente pasará a la búsqueda de recursos. El hecho de haber hablado de ello, de haber llorado, ha sido en cierto modo un recurso. ¡Sí! Que te oigan, que no te juzguen, que te acojan simplemente de una manera incondicional, todo eso hace que la persona salga del aislamiento, y muchas veces se convierte en el inicio del trabajo de sanación.

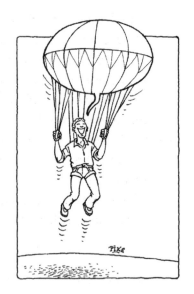

Hablar simplemente de un peso, de un secreto, de un sufrimiento, de una incomprensión…, hablar de ello o haber tomado conciencia permite sentirse mejor, y a veces incluso basta con eso para sanar.

Hablar pone movimiento, desplaza energía, ya es un cambio de estado, un papirotazo.

El estado anterior podía corresponder a la creencia: «Nunca podré hablar de esto» o «Hablar de esto me sería insoportable» o incluso «No le intereso a nadie; de sobra siento que molesto todo el tiempo a todo el mundo». La experiencia cambia ese límite.

Ciertas sanaciones se producen únicamente por el hecho de haber podido decirle algo a un amigo, o a un profesional de la relación, o a la panadera.

Este hombre, esta mujer se ha atrevido a hablar de sí misma.

El cambio consiste, para ella, en aceptar confrontarse con la realidad. Ése es su cambio.

Entonces, ¿cuál era el problema de esa mujer aquejada de la enfermedad de Ménière? ¿El problema era:

- que su madre la había incomodado?
- creerse una mala hija?
- no haber podido hablar de ello?, ya que el hablar de ello es lo que hace que se encuentre mejor.
- ...

Uno ha podido ser el candado del otro.

Podríamos comparar muchas situaciones bloqueadas ante una puerta que no puede abrirse, moverse, tener campo libre. Lo que impide que se abra la puerta ¿es un cerrojo o varios? Yo estoy al otro lado de la puerta, no sé cuántos candados, cerrojos o aldabas la bloquean; lo único que puedo hacer es forzar las cerraduras sin saber cuántas están cerradas, hasta que se separe el batiente.

La puerta no se abre y yo me hago la pregunta: *«¿Hay solamente un cerrojo?»*.

Y busco respuestas, recursos.

Hay uno, mágico y lógico:

«Abracadabra»

Probablemente hayáis oído algún día a un mago pronunciar la fórmula mágica: «Abracadabra». Es hebreo. Quiere decir: «Tal como hablo, creo». Mi palabra es creadora, crea otra cosa diferente de ella. Crea un movimiento. Crea un recurso. El hecho de hablar crea algo. Verbalizar es ya un recurso. El recurso no está forzosamente completo. A veces el recurso será suspirar. Sea como fuere, el lenguaje crea la realidad. Es esencial estar siempre en la verdad de lo real. Es decir, poder expresar:

«Yo, cuando regreso al momento en el que..., ¡mi resentir es: ...!».

Un recurso universal: El contacto

El contacto: la palabra - el amor - lo divino.

En el fondo, ¿no hay acaso un recurso universal que es crear contacto? Podríamos vernos tentados de creer que es el estar en contacto lo que aporta el cambio, contacto con:

- mi confianza,
- mi fuerza,
- mi valentía,
- mis recursos,
- el recurso de aprender nuevos recursos,
- yo.

Y ¿acaso no es el *saber* crear contacto el recurso fundamental?

Se trata de los contactos físicos, afectivos, emocionales, psicológicos, espirituales, naturales, biológicos, cutáneo-mucosos… «*Nos toca el corazón una atención, quedamos tocados por la gracia, nos toca el corazón el otro sexo…*». El contacto es una herramienta universal que puede ser recurso en sí misma o ser el catalizador para llegar a otros recursos. A veces bastará el contacto. A veces el contacto traerá otra cosa. Tiene un carácter universal, pero por sí solo no es forzosamente suficiente.

El hombre es por esencia un ser social. En el vientre de su madre, el bebé está en contacto con ésta. Muchas veces –sorpresa– a su salida está en contacto con el seno de su madre: ¡es la primera vez que él es dos! Es la primera etapa social: la toma de contacto con otro humano.

Para algunas personas, existe también un contacto con lo divino. La toma de conciencia de la Vida permite acceder al Ser; y quizá cuando hayamos accedido al Ser podremos plantearnos hacernos amigos y mensajeros de los ángeles. Un sabio propuso: «No busquéis a Dios, dejadle que os encuentre él… ¡porque es él el que os está buscando!».

La noción de hombre solo no se puede *concebir*. Un hombre sin otro humano –y sin lo sagrado– ya no es un hombre. La noción de especie incluye ya la multiplicidad.

Esto nos remite a la definición del bio-shock: el bio-shock se vivió en aislamiento. ¡Se ha cortado el contacto con los demás, conmigo mismo, con el amor que tengo por mí; con lo divino!

Otro recurso; la creatividad

!

Te invitamos a crear herramientas, situaciones dadas, oportunidades que permitan realizar las cuatro etapas que hemos propuesto. Recuerda que la solución debe ser coherente con la realidad y con la naturaleza del interesado.

En caso contrario, ésta es **la historia de la mala solución,** porque descuida el problema de fondo:

Una mujer tiene una enfermedad del cuello del útero. Lo más difícil de su vida es tener relaciones sexuales **con** preservativo. Se siente separada de su marido debido a esa membrana de caucho. El terapeuta le propone una solución práctica: «¡Deje de utilizarlo!». Le propone eso como recurso. A lo cual esa mujer responde: «Pero entonces me expongo a tener hijos, y no los quiero. Ya no quiero esa presión. Ya tengo dos». A lo cual, el hombre sube la apuesta: «Pero si los niños son estupendos. Si tiene usted 3, 4 o 5, eso da vida a la casa». A resultas de lo cual, la mujer ya no responde, deja de argumentar, se calla y se marchará educadamente sin regresar nunca más…

En este ejemplo, ¿qué es lo acertado? Se trata, evidentemente, de una doble coerción.

- O bien esta mujer utiliza preservativos, así evita los embarazos, pero se siente separada de su marido.
- O bien esta mujer no utiliza preservativos, no utiliza caucho, puede quedar embarazada… y estará separada de su marido debido al bebé.

Aquí el terapeuta ha argumentado sobre el aspecto «preservativo no»; habría podido argumentar sobre «¡ahora continúe y supere el conflicto!». Habría podido desarrollar los dos lados de la doble coerción y argumentar sobre los dos aspectos. En todo caso, eso no es una solución. Es una **confrontación de los dos aspectos de la doble coerción,** de dos problemas. «O sigue usted siendo desdichada, o pasa a ser desdichada». En realidad, el terapeuta se ha quedado en el nivel del problema, y nos podemos apostar mucho a que esa mujer ya ha considerado mentalmente numerosas soluciones prácticas sin éxito. El terapeuta habría podido proponer otros tipos de solución práctica: «¡Renuncie a toda sexualidad con un hombre! ¡Sométase a una esterilización!, etc.».

El verdadero problema está en otro nivel que quedó oculto.

La propuesta de una solución práctica es una mala solución, porque no actúa en el nivel del problema, que, por el momento, todavía no se ha encontrado. Hay otras mujeres que tienen un marido que se pone preservativos y lo viven de modo diferente. El problema no es el preservativo. ¿Cuál es? ¡No tengo ni idea! ¡No puedo ni quiero proponer recurso para un problema que no ha sido identificado!

Si viene alguien porque tiene la tez un poco blanca, ¿le diréis:

- que beba zumos de naranja,
- que se ponga pintura roja en la cara,
- que vaya a que le pongan una transfusión,
- que busque la manera de que lo valoren en su familia,
- o qué más aún?

¿El problema es la tez pálida u otra cosa que está oculta detrás?

¿Cuál es el problema? ¿Qué problema real está oculto por el problema de superficie? ¿Qué pregunta está oculta por otra pregunta?

¿Podemos ahorrarnos una 1.ª secuencia verdadera? ¿Podemos ir directamente a la fase 2 y luego a la 3 ignorando mucho o poco la fase 1? No. Esta fase 2 está orientada hacia una solución; realmente tiene que ser una solución para el paciente, no para el terapeuta.

En el ejemplo de aquí arriba, hay que saber que ese terapeuta no tiene hijos… Podría haber tenido otros problemas, pero el hecho es que no tiene hijos. Y quizá los quiere y no los puede tener. Nunca se ha confrontado con ese problema. No tiene experiencia ninguna de él.

Para esta fase 2, ¿qué es una solución? ¿Qué es un recurso? Anteriormente hemos traído a colación que el principio del recurso puede ser expresar, crear vínculo, relación, de manera verbal o no verbal. Esta solución, de todas las maneras, debe cubrir la totalidad del problema y no un único fragmento del problema. Por lo que esto quiere decir que:

- Tiene que proceder del paciente (es él quien la crea), es SU recurso. «Cargar el fardo de la responsabilidad de la sanación a la espalda del paciente».[8]

---

8. Milton Erickson.

- Tiene que ser satisfactoria al 100 % para el inconsciente del paciente, y esto respecto al **origen** de ese problema.
- Tiene que estar bajo su control, ser accesible y no tener inconveniente.

Si no, el terapeuta le podrá proponer a esta mujer que se haga homosexual (¡!), que le corte los testículos a su pareja (¡¡!!), que se tome un zumo de naranja muy fresquito en lugar de cualquier acto sexual (¡¡¡!!!). Soluciones muy interesantes y eficaces todas ellas –para no quedar embarazada–, pero que probablemente a la interesada no le convengan.

Aquello que es solución tiene un carácter personal y casi siempre único.

Me parece que en esta solución personal –lo digo con prudencia– siempre hay un elemento de sorpresa. ¡Para el interesado será un descubrimiento, una novedad!

Es un truco que nunca se le había ocurrido. No digo que sea desconocido, pero sí extraño. Él no ha experimentado ese recurso en esa utilización. A veces es nuevo, a veces lo nuevo es el sentido que se le da. Hay algo del orden de la sorpresa y del descubrimiento, del asombro, incluso de la **Fascinación.** Ese descubrimiento tiene un lado repentino. Es el equivalente de la persona que abre la cartera para pagar el pan y se encuentra quince billetes de 500 euros. Es inesperado, intenso, pero no dramático, más bien alivia. A veces el terapeuta queda maravillado mientras que el interesado lo encuentra banal. O es una maravilla para el paciente, lo inverso de un drama, de un *shock*.

Secuencia 3: La confrontación del problema y de la solución en uno o varios niveles, en un instante o en varios tiempos

Teniendo el recurso apropiado, ¿no estamos inmediatamente en la 3.ª secuencia? ¿En la confrontación del recurso con el problema? Con mucha frecuencia fundimos rápidamente las dos fases. Lo cual permite que no quedemos prisioneros en ellas.

Es un momento de encuentro muy importante. Las dos partes se conocen, se ignoran, se descubren, se desatienden, se miran por encima del hombro, se critican, se celan, se odian, procuran destruirse, sienten las metas comunes, se armonizan, se aman…, se apaciguan, se unifican.

Le corresponde al terapeuta ser su jardinero respetuoso, su testigo discreto, su servidor.

Ése es el momento delicado de la terapia, la respiración del paciente es difícil a veces, se leen tensiones por todo su cuerpo. El terapeuta sostiene, anima y da valor a todo lo que ocurre hasta el feliz desenlace. Confirma la transformación.

Esto se parece al protocolo de la desactivación de anclas en PNL.[9]

Estoy en un espacio-problema, anclamos el problema. Después en un espacio-solución, anclo la solución. ¡Después los estimulo a los dos! Dos cosas no pueden estar en el mismo lugar en el mismo momento: un problema y una solución. Va a aparecer algo nuevo.

Es una sorpresa, una buena sorpresa que libera y alivia.

Una Conexión.

Una Liberación.

Una Fascinación.[10]

En ese instante hay coincidencia con todos los niveles del ser, tanto con los valores inconscientes profundos como con la mente. Es una alquimia en el interior del enfermo. Se producirá en varios niveles al mismo tiempo o sucesivamente.

Es como si, a resultas de la confrontación inicial entre problema y recurso, ese primer nivel de cambio condujera a una nueva confrontación y a un segundo nivel de cambio, y así sucesivamente. Esto se parece a una reacción en cadena. Así, una confrontación *insignificante* puede cambiar una cosita de nada o tener repercusiones sobre varios niveles, como una bola de nieve que es muy pequeña al inicio y que termina en avalancha. Por una sola experiencia, pueden cambiar varios niveles en el interior del sujeto.

Es el test de verificación, de validación, de satisfacción de todos los pisos del ser.

---

9. Programación neurolingüística.
10. Recordemos que, en francés, el acrónimo que forman las iniciales de estas palabras es CLÉ. *(N. de la T.)*.

Podemos imaginar un esquema como un juego, con piezas machihembradas: ¿viene el problema a estimular y adaptarse? ¿O viene con violencia, a agredir una parte de las muescas que tiene enfrente? ¿O, por el contrario, a permitir un contacto? ¿Queda todo satisfecho, colmado, con sorpresa? ¿Viene esto tal vez a satisfacer algo que era menos importante? ¿O más?

El resentir frecuente es satisfacción y **liberación.**

La liberación viene después de la impresión de haber estado encarcelado, forzado.

La confrontación del problema y de la solución a uno o varios niveles puede manifestar un resultado inmediato o en diferido.

A veces es como si el inconsciente ya hubiera resuelto el problema mientras que el consciente se rezagaba. O como si una parte del inconsciente anduviese a rastras, impidiendo una integración total del resultado de la experiencia.

Secuencia 4: Una novedad que nunca ha existido

Es la experimentación de una novedad enriquecedora.

Un instante tan nuevo como un recién nacido; de modo que ni preguntas ni requerimiento mental alguno por parte del terapeuta, el sujeto no podría responder o se sentiría agredido. «*¡Silencio! ¡Se nace!*».

En el nacimiento no se manifiesta todo el espacio biológico; algunos de nuestros genes esperan a ser estimulados para expresarse (a veces esperan durante toda nuestra vida). Durante esta fase, para Rossi, se activan algunos de nuestros genes.

Esta fase permite una reorganización del inconsciente.

Permite un nuevo estado, una mirada nueva, una escucha nueva, una evolución de aprendizaje. Algo inédito. Ha habido transformación y después integración del problema y del recurso para crear algo nuevo que va a servir de referencia positiva en el futuro.

Una evolución de aprendizaje

El hecho de vivir estas 4 fases quiere decir que estamos inmersos en un **movimiento.** Hemos vuelto a poner movimiento en la cosa. Pasar de una fase a otra da movimiento. Pero el quedarse en ella indica que no hay movimiento. La sanación exige el paso de 1 a 2, de 2 a 3 y de 3 a 4; esto manifiesta que el sujeto tiene energía, impulso. Por eso es por lo que, cuando escribimos «cambio de estado», lo que nos interesa no es la palabra «estado», es la palabra «cambio». Evolución. Evolución empieza por Eva. Está asimismo Eva en el interior de la palabra (y el verbo) *élève*.[11] Estar vivo quizá sea aceptar vivir una evolución de aprendizaje, una **«elevolución»**.

En la Biblia, la experiencia de lo humano empieza con la creación de Eva. Al principio, Adán está solo; es a la vez masculino y femenino, consciente e inconsciente, hemisferio derecho y hemisferio izquierdo. Después, Él hace aparecer a su lado a Eva (en hebreo *tsela* es a la vez la costilla y el costado). El ser humano es doble: femenino y masculino, interior y exterior, consciente e inconsciente...

En el plano metafórico, Eva y Adán están en el interior del Adán Primario. Están confundidos y ni uno ni otra son visibles. Por la acción de la dualidad (la serpiente) se crean Ish (lo masculino) e Ishah (lo femenino), o el *animus* y el *anima* según otras culturas. Aparecen uno al lado del otro. Después, el ser encarnado, masculino o femenino, pasará gran parte de su actividad experimentando lo femenino, lo masculino y la dualidad, para recuperar la unidad enriquecida con la experiencia y el recuerdo de la dualidad.

En nuestra experiencia se manifiesta que, la mayoría de las veces, *lo femenino precede a lo masculino* en la creación. Es lo femenino (el proyecto) lo que permite la realización de lo masculino (el *yecto*).

El desplazamiento de lo inconsciente

Es el desplazamiento de lo inconsciente lo que se convierte en un acto terapéutico. Existía de manera implícita en Adán un subelemento que

---

11. En francés, Eva se dice «Ève», y la e muda final permite reconocer ese nombre en palabras que empiezan por Ev, como «evolución», o terminan por «ève». A su vez, *élève* como sustantivo significa «alumno», y es también la tercera persona del presente de indicativo del verbo *élever*, que significa (entre otras cosas) «educar». El castellano no tiene esa misma semejanza fonética. *(N. de la T.)*.

aparece gracias a este desplazamiento. Esta evolución pasa por la ovulación, que podría verse como el tránsito del estado de proyecto al estado de *yecto*.[12]

El problema está en un nivel. La sanación nace de ese movimiento y permite el paso a otro nivel.

De una manera concreta, esto puede hacerse mediante el discurso, la visualización, el acto simbólico, anclajes en el suelo, la línea de tiempo o cualquier otro material. Esto consiste simplemente en darle otro espacio de expresión al inconsciente-problema y al inconsciente-solución, y luego darle un espacio al encuentro entre ambos.

Este acto de terapia puede ser completamente inconsciente. Cuando decimos: «Acuéstese y pregúntele a su inconsciente el problema y pídale los recursos durante la noche», es exactamente esa idea. La noche da buenos consejos… ¡a condición de que tú se los pidas!

Es un modelo muy simple. Lo proponemos en términos de conclusión, de ramillete final. Es la culminación de este libro. El momento de la sanación no es más que eso. El instante de la sanación es el instante de confrontación entre datos-problema y datos-recurso.

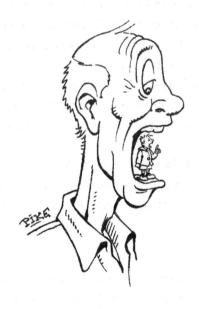

---

12. Véase el proyecto y el sentido de Marc Fréchet.

CONCLUSIÓN

Protocolo preventivo

Podemos imaginar una presolución.
—Te doy una llave.
—¿Para qué sirve?
—No tengo ni idea.
Diez minutos más tarde:
—¿Quieres ir al sótano?
—Tengo un problema para abrir la puerta. ¡Ah!, pero tengo una llave. Tengo la solución.

Descubriré que ésa es la solución cuando encuentre la dificultad. Yo tenía la solución pero no sabía que era una solución. **Adquiere el nombre de solución cuando me veo confrontado a la dificultad.**

Tenemos problemas que son problemas porque no tenemos acceso a los recursos. Mientras que, si tenemos la **Clé,** el problema ya no es un problema, simplemente una información, una experiencia. No estamos encarcelados, sino libres, porque somos propietarios de una llave. ¡Somos libres de utilizar la llave o de no utilizarla!

Es posible dar comienzo a la terapia con la adquisición de recursos, soluciones o respuestas que cobrarán un sentido cuando nos veamos confrontados con la dificultad.

Esa hermosa secuencia es: «En el futuro, cuando esté en contacto con una puerta cerrada, tomaré la costumbre de ir a buscar la llave que me metí en el bolsillo, inconsciente o conscientemente, en las semanas o los meses anteriores». Esto se puede convertir en un protocolo preventivo, que es dar recursos antes del problema; luego seguirán confrontación y sanación.

El **protocolo curativo** puede ser: problema, solución, confrontación, sanación.

El **protocolo preventivo** puede ser: solución, problema, confrontación, evolución.

La posibilidad vuelve a remitirse al hecho de que un amigo te dio la llave antes de que apareciera cualquier problema. Alguien que tiene una intención y una conciencia que le impusieron que te diera la llave. Ésta es la razón por la que este protocolo es preventivo. Si te doy una llave y te digo: «No sé para qué sirve», probablemente tenga una intención consciente e inconsciente de permitirte solucionar algo.

Nada nos impide en nuestra vida ir a buscar las llaves que nos servirán o que no nos servirán. ¿No es esto lo propio de la educación? Es uno de sus objetivos. Y un objetivo que encalla con mucha frecuencia, porque, como padres, cuando le decimos a nuestro hijo: «Presta atención a esto, porque yo tuve ese problema a tu edad», al niño le trae sin cuidado porque no ha vivido la experiencia del problema. Y es un mensaje negativo. Resulta que esta secuencia de prevención las más de las veces se rehúsa, se rechaza. Es negativa, porque orienta hacia el hecho de que en la vida futura puede haber problemas.

Podemos presentar las cosas diciendo: «Te doy recursos, unas llaves, sólo por gusto, por el mero interés de tener llaves. No para las cerraduras, no para los problemas. ¿No puede la llave convertirse en un objetivo, un placer en sí, no puede bastarse a sí misma?».

Esta bomba antipinchazos debería satisfacerme en el mismo instante. ¿Puede satisfacerme si no tengo insatisfacción antes? *A priori,* ¡no!

La persona puede decir *sí* para complacerme. La satisfacción es complacerme. Pero no es ése el objetivo aparente de la bomba antipinchazos.

En efecto, el niño a veces resuelve el problema pasado de sus padres: puede ser el tiempo en el que sus padres carecían de comida o tenían miedo de carecer de ella. Como consecuencia de lo cual, papá y mamá se dan, a través del niño, una abundante merienda… ¡Eso ya no es una llave para el niño de hoy y sus dificultades de mañana, sino una llave para resolver mis sufrimientos pasados!

Entonces: ¡dale la llave a alguien que no seas tú! Pero ¿por qué la iba a tomar el otro, si no sabe que hay puertas cerradas?

Para ser más fino, puedo decir: «Aquí tienes una llave, no te digo para qué sirve». A veces el interesado no la toma; se queda encima de la mesa... Pero sabe dónde encontrarla. Sabe que existe.

Recuperar la unidad: La ley del uno

Si creo algo positivo, estoy en el doble, positivo y negativo; si creo el bien estoy en la dualidad, estoy en referencia al mal. La solución es la unidad, la no-dualidad.

La solución es recuperar la unidad. Un medio propuesto aquí es salir del marco del juicio, del marco de lo mental que inspecciona, analiza, justifica y juzga todas las cosas.

Sé franco con toda la creación
¡No mientas más, no te mientas más!
O tu cuerpo sufrirá,
sufrirá por ese desfase entre mentira y verdad.
¡Si sientes dolor, di siento dolor! ¡Si estás triste, llora!
¡Si estás enfadado, mira dentro de ti y escucha a eso que grita
  engastado
en febril silencio!
Si tienes miedo, dilo, no te escondas más,
peléate, grita, corre, da golpes, pinta o dibuja, pero ¡haz algo!
¡Actúa siempre!
A fin de cuentas, tu experiencia será la única que te salve.
Si mientes a otros es a ti a quien te mientes,
te escondes de ti, de una parte de ti,
de una parte de sufrimiento, de una parte de luz.
Abandona la dualidad, encamado, para hacer tu morada
  en la no-dualidad, despierto.

- *Oración biológica: «Que tu voz esté afinada con el diapasón de tu corazón, que sea día y noche elocuente y alegre. Si tu voz está cansada, nosotros también lo estaremos en ese momento. Que tu voz sea igual a una flauta de suaves melodías...» y las células preguntaron al espíritu e hicieron esta plegaria: «Que tus actos estén afinados con el diapasón de nuestros corazones, de nuestros deseos, de nuestro sentido y con salud vivirás».*[1]

La realidad

M. Watzlawick, a través de su obra *La réalité de la réalité,* plantea esta pregunta: «¿Qué es la realidad?». Para él, la realidad es siempre una construcción mental, una reconstrucción. Para comprender esto, podemos utilizar la metáfora siguiente:

¡Comemos cerdo sin convertirnos en un cerdo! Bebemos ron o leche sin convertirnos en ron o en leche. Utilizamos esos materiales para hacer con ellos sangre, linfa. Destruimos (catabolismo) y reconstruimos (anabolismo). La realidad exterior y las informaciones pasarán por nuestros filtros: oídos, ojos, estómago, pulmones, etc., atraviesan nuestros filtros personales, que las desestructuran y las vuelven a estructurar. La realidad exterior, entonces, ¿en qué se ha convertido? ¡En mí!

Absorbemos el mundo exterior, que se convierte en nuestro mundo interior. Estoy yo, que *digiero* la realidad y la reelaboro. Anteriormente, hubo un sistema cultural que ya hizo eso por mí, aquél en el que nací yo. Eso hace existir mi realidad. Si no tomo en consideración todo esto, no puedo vivir. ¡Tengo que prestar atención, porque me puedo dar un golpe con la cabeza con un poste!

Podemos delirar, por supuesto. Ése es el problema. Creyendo ver la realidad en el transcurso del día, ¿tendré tendencia a estarme creando una ilusión? ¿Acaso no nos pasamos, de hecho, todo el día delirando, creyendo ver la realidad?

Da lo mismo, porque esto funciona por mí. Pero si encuentras otro delirio que funcione mejor para ti, utilízalo. Es como si estuviéramos en una reconstrucción perpetua de la realidad.

---

1. Textos del maestro sufí Jalaluddin Rumi libremente adaptados por los autores.

El terapeuta guía al paciente por su propia reconstrucción de la realidad, la más cómoda y armoniosa posible entre su mente consciente y su mente inconsciente.

Por esto mismo, aprecio particularmente este poema hindú al que puso música Georges Moustaki:

El animal fue una ayuda, el animal es la traba.
El ego fue una ayuda, el ego es la traba.
La ilusión fue una ayuda, la ilusión es la traba.

Podríamos añadir:
La enfermedad fue una ayuda, la enfermedad es la traba.
El análisis fue una ayuda, el análisis es la traba.
La terapia fue una ayuda, la terapia es la traba.
La reconstrucción de la realidad fue una ayuda, la reconstrucción de la realidad es la traba...

Esta misma paradoja describe la realidad biológica de las articulaciones cuya función es ser elásticas, flexibles. Permiten sin cesar el paso de un estado al otro. Si somos rígidos en nuestra mente, pasamos a serlo en nuestro cuerpo. El artrítico con mucha frecuencia es el que se niega al cambio, el que rechaza la adaptación, el que se resiste a la evolución, el que quiere retener el pasado.

¿Por qué hacerse estas preguntas?

Es una propuesta para permanecer abierto a todos los posibles, a todos los sistemas de interpretación, de sanación. Hay una cantidad enorme de perspectivas posibles. Nuestros ligamentos y cartílagos, nuestra flexibilidad, incluyen un desapego que viene del interior y no nos es impuesto desde el exterior. Eso quiere decir otra relación con el mundo, es decir con uno mismo.

Si decimos: «Esto funciona así, por consiguiente es la realidad», ¡qué límite! ¡Qué soberbia! Si tú haces que funcione de otro modo, tendrás otra realidad.

La realidad no está en un solo nivel. El acceso a esta realidad muchas veces está limitado por el miedo. En la Biblia está escrito 365 veces. «No tengas miedo». Se nos propone implícitamente oírlo todos los días. Si el miedo está en relación con un peligro real, como los lobos o los tigres, puede permitir evitar la muerte y sobrevivir. Si el miedo está en relación con una creencia limitante, es un candado para la evolución, para el cambio, para la sanación.

No decimos que la realidad no exista, estamos hablando de una relación directa con esa realidad, más allá de las palabras y de los límites de las etiquetas…

- *El discurso está destinado a aquel que, para concebir algo, necesita la palabra. Pero aquel que comprende sin palabra, ¿qué necesidad tiene de discursos? Estos cielos y esta Tierra son palabras para aquel que comprende. ¡Ellos mismos fueron engendrados por palabras: ¡sé!*

    ¡Y ello fue!

    Aquel que oye lo que se le dice en voz baja, no tiene ninguna necesidad de alboroto ni de gritos.[2]

Si nos mantenemos en la creencia de que todo lo que está escrito aquí es verdad, quedamos prisioneros. Por eso decimos y proponemos:

«*Todo esto es mi experiencia, puede aportar algo o no. En cualquier caso, yo me coloco fuera de la mencionada experiencia y observo lo que ella me aporta*».

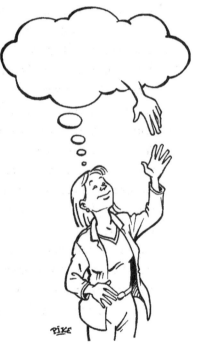

Epílogo

Es posible que hayas llegado ahora al final de la lectura de este libro. ¡No cuentes con nosotros para concluirlo!

---

2. Textos del maestro sufí Jalaluddin Rumi libremente adaptados por los autores.

Eso sería limitante, limitante para la evolución...

Viene a consulta una muchacha: es miope...

Observo que el raíl del tiempo es importante para ella.

Ha venido más veces; hace referencia a ello, pone fecha.

A continuación observo que mi inconsciente y el suyo están en *conversación* fuera de mi consciencia: en efecto, cuando yo me dispongo a decir alguna cosa, ella se pone a toser, a tener manifestaciones emotivas antes de que yo haya pronunciado la primera palabra.

Le propongo un código para la miopía: ... *tengo que ser eficaz visualmente en relación con un peligro que se acerca (en el tiempo o en el espacio), muy cercano o a las personas cercanas (los familiares y la familia)*...

El bio-shock

El sujeto cuenta varios dramas, pero no puede entrar en contacto con ninguna emoción. El decorado es adecuado, pero la emoción no está. El sujeto está bloqueado emocionalmente... Finalmente, a fuerza de paciencia, elijo una escena en cuyo transcurso la persigue un señor ¡que se acerca a ella para abusar de ella!

Fijo, *anclo* la sensación (un dolor en el pecho con calor y dificultad respiratoria) y le propongo que conserve esa sensación como hilo conductor para hacer la lista de las escenas, de los *shocks* anteriores que le procuran la misma sensación, remontando hacia atrás en el tiempo.[3]

Va remontando en el tiempo, sigue retrocediendo y se encuentra en el transcurso de la guerra entre Japón y EE.UU. varios años antes de su nacimiento. Está en un arrozal, aparta las matas como una cortina y recibe en pleno pecho una ráfaga de balas, disparada por dos soldados. ¡La muerte!

Sigue remontando el tiempo y se encuentra en la tiniebla: ¡alguien la está ahogando! Esto ocurre hace uno o dos siglos: ¡la muerte!

Encuentra una solución, un instante de gracia... y se obra la magia.

Hemos hablado del instante de la sanación, pero ¿existe el tiempo?

---

3. Es un ejercicio de PNL: la historia de vida.

Para esta persona, las escenas que ha recuperado ¿son una realidad, un sueño, una ilusión, una memoria transgeneracional, una vida anterior... todas estas posibilidades a la vez?

A veces somos testigos de una transformación, de un cambio que no es compatible con la *lógica oficial*. No obstante, lo hemos visto: esto va más deprisa que el tiempo...

¡Que cada uno ponga su marco, su creencia, su manera de concebir el mundo!

Así que escúchame, ¡léeme, pero no me creas! ¡Si lo aceptas, continúa la experiencia!

> Près d'une tombe,
> passe une ombre
> qui s'arrête un instant,
> qui suspend le temps.
>
> Elle lit sur la pierre burinée
> le nom de l'homme du passé
> qui fut en ce temps suranné
> celui de la silhouette trépassée.
>
> Elle retrouve l'histoire d'autrefois
> vie d'homme périlleuse, le choix...
> ressentir, connaître l'Expérience
> l'Amour, le Projet et le Sens.
>
> Il dit à la Pierre : c'était moi!
> Il dévoile ce secret d'ici-bas.
>
> La Pierre ne lui répond pas!
> Surtout «Ne me croyez pas»![4]

---

4. Junto a una tumba, / pasa una sombra / que se detiene un instante, / que suspende el tiempo. // Lee en la piedra burilada / el nombre del hombre del pasado / que fue en aquel tiempo anticuado / el de la silueta fallecida. // Recupera la historia de antaño / vida de hombre peligrosa, la elección... / resentir, conocer la Experiencia / el Amor, el Proyecto y el Sentido. // Él le dice a la Piedra: ¡era yo! / Desvela ese secreto de aquí abajo. // ¡La Piedra no le responde! / ¡Sobre todo «No me creas»! *(N. de la T.)*

BIBLIOGRAFÍA

Con el fin de continuar la exploración de la descodificación biológica y de la terapia, podemos proponeros las lecturas siguientes:

1. Obras ligadas a la descodificación biológica de las enfermedades

FLÈCHE, CH.: *Mon corps pour me guérir*. Ediciones Le Souffle d'Or, 2005. (Trad. cast.: *El cuerpo como herramienta de curación*. Ediciones Obelisco: Barcelona, 2005).

—: *Décodage biologique des maladies: Manuel pratique des correspondances émotions/organes*. Ediciones Le Souffle d'Or, 2001. (Trad. cast.: *Descodificación biológica de las enfermedades: enciclopedia de las correspondencias entre síntomas, significados y sentimientos*. Ediciones Obelisco: Barcelona, 2015).

—: *Le Roy se crée*. Ediciones Le Souffle d'Or, 2002.

—: *Aujourd'hui, quelle aventure!* Ediciones Bérangel.

MAMBRETTI, G.: *La médecine sens dessus-dessous*. Ediciones Amrita, 2001. (Trad. cast.: *La medicina patas arriba: ¿y si Hamer tuviera razón?* Ediciones Obelisco: Barcelona, 2004).

OBISSIER, P.: *Décodage biologique et destin familial*. Ediciones Le Souffle d'Or, 2006.

RENARD, L.: *Le cancer apprivoisé*. Ediciones Soleil, 1992. (Trad. cast.: *El cáncer domesticado: los inimaginables recursos del ser humano*. Ediciones Obelisco: Barcelona, 2016).

SCALA, H. Y SCALA, M.: *Des ancêtres encombrants*. Ediciones Le Souffle d'Or, 2008.

SELLAM, S.: *Origine et prévention des maladies*. Ediciones Quintessence, 2007.

—: *Enquêtes psychosomatiques.* Ediciones Quintessence, 2001.
—: *Les entretiens psychosomatiques.* Ediciones Bérangel, 2002.
—: *Le syndrome du gisant.* Ediciones Bérangel, 2007. (Trad. cast.: *El síndrome del yacente.* Ediciones Berangel - Macro Ediciones, 2010).
THOMAS-LAMOTTE, P.-J.: *Guérir avec Thérèse.* Ediciones Téqui, 2001.
—: *Écouter et comprendre la maladie.* Ediciones Téqui, 2005.
VIAL, B.: *Le dictionnaire affectif des plantes.* Ediciones Sauramps, 1988.
CAUSE ET SENS: magazine colectivo, artículos escritos por los investigadores en bío-psico-genealogía; 4 números al año. Suscripción por correspondencia: Cause et sens, 25 rue du Centre 34160 Saint-Drézery, ediciones Bérangel.

2. Trabajos ligados a la Terapia

BANDLER, R. y GRINDER, J.: *Les secrets de la communication.* Ediciones Le Jour, 2011.
CORNEAU, G.: *Victime des autres, bourreau de soi-même*, 2003. Ediciones Laffont. (Trad. cast.: *Víctima de los demás, verdugo de sí mismo.* Ediciones Kairós: Barcelona, 2006).
FARRELLY, F. y BRANDSMA, J.: *La thérapie provocatrice.* Ediciones Actualisation, 2000.
GRODDECK, G.: *Le livre du ça.* Ediciones Gallimard, 1976.
HALEY, J.: *Nouvelles stratégies en thérapies familiales.* Éditions Universitaires, 1989. (Trad. cast.: *Tratamiento de la familia.* Ediciones Toray: Cerdanyola, 1986).
—: *Un thérapeute hors du commun.* Ediciones Épi, 2007.
HELLINGER, B.: y TEN HÖVEL, G.: *Constellations familiales.* Ediciones Le Souffle d'Or, 2001. (Trad. cast.: *El intercambio: didáctica de constelaciones familiares.* Rigden Institut Gestalt, 2007).
JODOROWSKY, A.: *Le théâtre de la guérison.* Albin Michel, 2001.
—: *Un Évangile pour guérir.* Le Relié, 2011. (Trad. cast.: *Evangelios para sanar.* Ediciones Siruela: Madrid, 2012).
LABORIT, H.: *La légende des comportements.* Ediciones Flammarion, 1994. (Trad. cast.: *Introducción a una biología del comportamiento: La agresividad desviada.* Ediciones Península: Barcelona, 1975).
O'HANLON, W. H. y HEXUM, A. L.: *Thérapies hors du commun.* Ediciones Satas, 2009.

Rossi, E. L.: *Psychobiologie de la guérison*. Ediciones Le Souffle d'Or, 2002.

Salomé, J.: *Le courage d'être soi*. Ediciones du Relié.

Simonton, Carl.: *L'aventure d'une guérison*. Ediciones J'ai Lu, 2000. (Trad. cast.: *Sanar es un viaje*. Ediciones Urano: Madrid, 1993).

Sinelnikoff, N.: *Les psychothérapies*. Ediciones ESF, 1998. (Trad. cast.: *Las psicoterapias: inventario crítico*. Ediciones Herder: Barcelona, 1999).

Tenenbaum, L.: *La psychothérapie, un savoir étrange*. Ediciones Le Souffle d'Or, 1997.

Watzlawick, P.: *La réalité de la réalité*. Ediciones Points, 2014. (Trad. cast.: *¿Es real la realidad?: confusión, desinformación, comunicación*. Ediciones Herder: Barcelona, 2011).

3. Varios

Taller con D. Ciussi.

La Biblia de Jerusalén y TOB.

L'album double Blanc, de los Beatles, en Apple. *(White Album,* 1968)

Rashi: El Pentateuco.

De Souzenelle, A.: *Le symbolisme du Corps Humain,* 1991. (Trad. cast.: *El simbolismo del cuerpo humano*. Ediciones Obelisco, Barcelona, 2024.

Epicteto: *Le manuel*. Ediciones Nathan, 1998. (Trad. cast.: *Manual de vida*. Ediciones Eneida: Madrid, 2022).

Rumi: *Œuvres complètes*. (Ed. cast.: *El Mathnawi* [6 volúmenes]. Editorial Sufí, Madrid: 2003-2010).

ÍNDICE

AGRADECIMIENTOS 7
PREFACIO 9
    La música: el sonido del acordeón 9
    Las palabras 10
    Los compañeros 10
PRÓLOGO 11
INTRODUCCIÓN 13
    ¿Qué es el cambio? 13
    El plan de este libro 13
    Metáfora del acordeón 16
    El bio-choc y la CLÉ 17
    Ejemplo de tránsito hacia la enfermedad y luego
        hacia la sanación 19

CAPÍTULO 1. El ingreso en la enfermedad 21
    La enfermedad es un comportamiento particular
        que permite vivir 21
    ¿Cuál es realmente el problema? 43
    La misión 44
    El preproblema 45
    Elegir la propia enfermedad 59
    Canal preferente: ¿Cuál es el filtro elegido
        por el observador, por su inconsciente? 60
    Síntesis 74
    Varias formas de terapia 78

CAPÍTULO 2. El acordeón de la sanación 81
    Preguntas en espera… de respuestas. 81
    Los principios universales de la sanación 82
    A. Algunos frenos para la terapia 83
    Lecciones terapéuticas de este aspecto del ingreso
        en enfermedad. 87
    Identificar, localizar las generalizaciones. 89
    Relativizar 90
    B. ¿Qué es lo que hace que el acordeón se abra?
        ¡Se abra! Se abra… ¿Y cómo actuar?. 94
    ✲ Un ejercicio terapéutico: El proceso judicial 103
    C. Darle un marco al cambio. 106
    ✲ Ejercicio del diagnóstico. 122
    D. Referentes y referencias 123
    ✲ Protocolo terapéutico 136
    E. La adaptación a lo real 151
    F. ¿Vía emocional o vía intelectual? 165
    G. Las herramientas para el inconsciente 168
    H. Resumen de los fuelles del acordeón-sanación. 175
    ✲ Protocolo terapéutico 175

CAPÍTULO 3. El acordeonista: El terapeuta 177
    El inconsciente del terapeuta 178

CAPÍTULO 4. Algunos virtuosos de la terapia 207
    Georges Groddeck. 207
    Milton Erickson. 216
    Ernest Rossi. 221
    El entrenador deportivo. 222
    Dios. 222
    Nuestros propios recursos 224

CAPÍTULO 5. El calderón de la sanación 227
    El modelo 227
    Detalle de las 4 secuencias 228
    El miedo a estar bloqueado 232

    Subconjuntos de las 4 secuencias 234
    Una evolución de aprendizaje. 245

CONCLUSIÓN 249
    Protocolo preventivo. 249
    Recuperar la unidad: La ley del uno 251
    La realidad 252
    Epílogo. 254

BIBLIOGRAFÍA 257